POLISH FOR MEDICAL PROFESSIONALS

Key phrases for surgeons, doctors, nurses, caregivers and health administrators

Izabela Piotrowska

CONTENTS

This Book Should Not Be Used As A Replacement For Professional Translation Services As Mandated By Law Or Policy

PATIENT INTRODUCTIONS & SMALL TALK

Common Words:
dzień dobry - good morning/good afternoon
cześć - hello (informal)
nazywam się - my name is
pan - Mr./you (formal, male)
pani - Mrs./Ms./you (formal, female)
jak - how
się - oneself (reflexive particle)
ma - has
na imię - first name
nazwisko - surname/last name
proszę - please/here you go
dziękuję - thank you
dobrze - well/good
źle - badly
w porządku - alright/okay
jak się pan/pani czuje? - how do you feel? (formal)
czuję się - I feel
głowa - head
boli - hurts/aches
brzuch - stomach/abdomen
plecy - back
gorączka - fever
kaszle - coughs

katar - runny nose
lekarz - doctor
pielęgniarka - nurse
gabinet - office/room
wizyta - visit/appointment
papiery - papers/documents
rejestracja - reception/registration

Simple Sentences:
Dzień dobry, nazywam się Anna Kowalska.
Good morning, my name is Anna Kowalska.
Jak się pani nazywa?
What is your name? (formal, to a woman)
Proszę podać nazwisko.
Please give your last name.
Jak się pan czuje dzisiaj?
How are you feeling today? (formal, to a man)
Czy coś panią boli?
Is something hurting you? (formal, to a woman)
Czy ma pan gorączkę?
Do you have a fever? (formal, to a man)
Dziękuję, wszystko w porządku.
Thank you, everything is fine.
Czy kaszle pan?
Are you coughing? (formal, to a man)
Proszę usiąść.
Please sit down.
Dobrze się pani czuje?
Are you feeling well? (formal, to a woman)

Short Conversations:

Pielęgniarka: Dzień dobry. Jak się pani nazywa?
Nurse: Good morning. What is your name? (to a woman)
Pacjentka: Nazywam się Maria Nowak.
Patient: My name is Maria Nowak.
Pielęgniarka: Dziękuję. Proszę chwilę poczekać.

Nurse: Thank you. Please wait a moment.

Lekarz: Dzień dobry panu. Jak się pan dzisiaj czuje?
Doctor: Good morning to you. How are you feeling today? (to a man)
Pacjent: Dzień dobry doktorze. Czuję się lepiej, dziękuję.
Patient: Good morning doctor. I feel better, thank you.
Lekarz: To dobrze. Proszę powiedzieć, co się stało.
Doctor: That's good. Please tell me what happened.

Recepcjonistka: Cześć. Masz wizytę?
Receptionist: Hello. Do you have an appointment? (informal)
Pacjent: Tak, nazywam się Jan Wiśniewski. O godzinie dziesiątej.
Patient: Yes, my name is Jan Wiśniewski. At ten o'clock.
Recepcjonistka: Tak, proszę papiery i proszę czekać.
Receptionist: Yes, please give me the papers and please wait.

Pielęgniarka: Witam. Czy coś panią boli?
Nurse: Hello. Is something hurting you? (to a woman)
Pacjentka: Tak, bardzo boli mnie głowa i brzuch.
Patient: Yes, my head and stomach hurt a lot.
Pielęgniarka: Rozumiem. Proszę powiedzieć lekarzowi.
Nurse: I understand. Please tell the doctor.

Lekarz: Jak się pani miewa? Czy kaszle?
Doctor: How are you doing? Are you coughing? (to a woman)
Pacjentka: Czuję się źle. Mam katar i kaszel.
Patient: I feel bad. I have a runny nose and a cough.
Lekarz: Sprawdzimy. Proszę głęboko oddychać.
Doctor: We will check. Please breathe deeply.

Short Story:
Pani Ewa idzie do gabinetu lekarskiego.
Mrs. Ewa goes to the doctor's office.
W rejestracji mówi: "Dzień dobry, mam wizytę u doktora Nowaka. Nazywam się Ewa Kowalczyk".
At reception she says: "Good morning, I have an appointment with Dr. Nowak. My name is Ewa Kowalczyk".

Pielęgniarka pyta: "Dzień dobry pani. Jak się pani czuje? Czy coś boli?".
The nurse asks: "Good morning Madam. How are you feeling? Is something hurting?".
Pani Ewa odpowiada: "Dziękuję, czuję się słabo. Boli mnie gardło i mam gorączkę".
Mrs. Ewa answers: "Thank you, I feel weak. My throat hurts and I have a fever".
Lekarz robi badanie fizykalne i mówi: "Proszę brać leki i dużo odpoczywać".
The doctor does a physical examination and says: "Please take the medicine and rest a lot".

ACTIVE LISTENING & EMPATHY PHRASES

Słownictwo (Vocabulary)
Słucham - I'm listening
Rozumiem - I understand
Rozumiem, że to trudne - I understand this is difficult
Słyszę, co mówisz - I hear what you're saying
Rozumiem twoje obawy - I understand your concerns
Doceniam, że mi to mówisz - I appreciate you telling me this
To musi być dla ciebie bardzo trudne - That must be very difficult for you
Widzę, że jesteś zmartwiony/zmartwiona - I see you are worried (masc/fem)
Mogę sobie wyobrazić, jak się czujesz - I can imagine how you feel
Chcesz o tym porozmawiać? - Do you want to talk about it?
Powiedz mi więcej - Tell me more
Co dokładnie masz na myśli? - What exactly do you mean?
Czy dobrze zrozumiałem/zrozumiałam? - Did I understand correctly? (masc/fem)
Czy chcesz, żebym powtórzył/powtórzyła? - Would you like me to repeat? (masc/fem)
Czy dobrze cię zrozumiałem/zrozumiałam? - Did I understand you correctly? (masc/fem)
Możesz mi to wyjaśnić inaczej? - Can you explain it to me differently?
Dziękuję, że jesteś ze mną szczery/szczera - Thank you for being honest with me (masc/fem)

Jestem tu, żeby ci pomóc - I'm here to help you
To ważne, co mówisz - What you are saying is important
Twoje uczucia są ważne - Your feelings are important
Nie spieszę się - I'm not in a hurry
Potrzebujesz chwili? - Do you need a moment?
Jak mogę ci teraz pomóc? - How can I help you right now?
Czy coś jeszcze chciałbyś/chciałabyś dodać? - Is there anything else you would like to add? (masc/fem)
Sprawdzam, czy dobrze rozumiem... - Let me check if I understand correctly...
Chcę się upewnić, że wszystko zrozumiałem/zrozumiałam - I want to make sure I understood everything (masc/fem)
Widzę, że to cię denerwuje - I see this is upsetting you
To całkowicie normalne, że tak się czujesz - It's completely normal to feel that way
Jesteś bezpieczny/bezpieczna - You are safe (masc/fem)
Będę tu z tobą - I'll be here with you
Ważne jest, żebyś mi o tym powiedział/powiedziała - It's important that you told me about this (masc/fem)

Proste Zdania (Simple Sentences)
Słucham uważnie.
(I am listening carefully.)
Rozumiem, że ból jest silny.
(I understand the pain is strong.)
Doceniam twoją szczerość.
(I appreciate your honesty.)
To musi być dla ciebie przerażające.
(That must be terrifying for you.)
Chcesz powiedzieć mi więcej o tym bólu?
(Do you want to tell me more about this pain?)
Czy dobrze zrozumiałam, że ból nasila się wieczorem?
(Did I understand correctly that the pain gets worse in the evening?)
Widzę łzy w twoich oczach, to musi być trudne.
(I see tears in your eyes, this must be hard.)

Dziękuję, że podzieliłeś się ze mną swoim lękiem.
(Thank you for sharing your fear with me.)
Jestem tu, żeby cię wspierać.
(I'm here to support you.)
Twoje obawy są bardzo ważne.
(Your concerns are very important.)

Krótkie Dialogi (Short Conversations)

Dialog 1:
Pacjent: Boję się tej operacji.
Lekarz: Rozumiem twój strach. Chcesz porozmawiać o tym, co cię niepokoi?
Patient: I'm scared of this surgery.
Doctor: I understand your fear. Do you want to talk about what worries you?

Dialog 2:
Pacjentka: Czuję się bardzo samotna w tej chorobie.
Pielęgniarka: To musi być bardzo trudne. Słucham cię.
Patient: I feel very lonely with this illness.
Nurse: That must be very difficult. I am listening to you.

Dialog 3:
Pacjent: Nie rozumiem, dlaczego leki nie działają.
Lekarka: Rozumiem twoją frustrację. Powiedz mi więcej, jak się czujesz po ich zażyciu.
Patient: I don't understand why the medication isn't working.
Doctor: I understand your frustration. Tell me more about how you feel after taking them.

Dialog 4:
Pacjentka: Martwię się, że to coś poważnego.
Lekarz: Twoje obawy są ważne. Sprawdzę wszystkie możliwości.
Patient: I'm worried it's something serious.
Doctor: Your concerns are important. I will check all possibilities.

Dialog 5:
Pacjent: Przykro mi, że tak płaczę.
Pielęgniarka: Nie ma potrzeby przepraszać. Twoje uczucia są ważne. Jestem tu.
Patient: I'm sorry for crying like this.
Nurse: There's no need to apologize. Your feelings are important. I'm here.

Krótka Historyjka (Short Story)

Pani Nowak przyszła do przychodni. Mówiła: "Boję się. Boli mnie mocno w klatce piersiowej." Pielęgniarka Anna odpowiedziała: "Rozumiem, że się boisz i boli cię klatka piersiowa. To musi być przerażające. Słucham cię uważnie." Pani Nowak opowiedziała więcej o bólu. Anna zapytała: "Czy dobrze zrozumiałam, że ból promieniuje do lewej ręki?" Pani Nowak potwierdziła. Anna powiedziała: "Dziękuję, że mi to powiedziałaś. To bardzo ważne. Zaraz przyjdzie lekarz, żeby ci pomóc." Pani Nowak poczuła się trochę spokojniejsza.

(Translation)
Mrs. Nowak came to the clinic. She said: "I'm scared. I have strong pain in my chest." Nurse Anna replied: "I understand you are scared and have chest pain. That must be terrifying. I'm listening to you carefully." Mrs. Nowak told more about the pain. Anna asked: "Did I understand correctly that the pain radiates to your left arm?" Mrs. Nowak confirmed. Anna said: "Thank you for telling me that. It's very important. The doctor will come right away to help you." Mrs. Nowak felt a little calmer.

EXPLAINING MEDICAL JARGON

30 Polish-English Medical Jargon Terms
diagnoza - diagnosis
objawy - symptoms
leczenie - treatment
procedura - procedure
zabieg - surgery / procedure
badanie - test / examination
wyniki - results
recepta - prescription
dawkowanie - dosage
skutki uboczne - side effects
przeciwwskazania - contraindications
rokowanie - prognosis
przewlekły - chronic
ostry - acute
zakaźny - infectious
zapalenie - inflammation
łagodny - benign
złośliwy - malignant
przerzuty - metastases
nawrót - relapse
remisja - remission
monitorowanie - monitoring
kontrola - check-up
konsultacja - consultation
skierowanie - referral

rehabilitacja - rehabilitation
zdrowienie - recovery
powikłania - complications
infekcja - infection
nadciśnienie - hypertension (high blood pressure)

Simple Sentences Explaining Jargon
To badanie obrazowe pokaże kości.
This imaging test will show the bones.

To zapalenie oznacza, że tkanka jest opuchnięta i boli.
This inflammation means the tissue is swollen and sore.

Choroba przewlekła trwa długo, często całe życie.
A chronic illness lasts a long time, often for life.

Lek może powodować skutki uboczne, jak ból głowy.
The medicine might cause side effects, like a headache.

"Złośliwy" znaczy, że guz może się rozprzestrzeniać.
"Malignant" means the tumor can spread.

3-Line Conversations

Lekarz: Proszę przyjmować antybiotyk. To lek zwalczający infekcję bakteryjną.
Pacjent: Czyli pomoże na mój ból gardła spowodowany bakteriami?
Lekarz: Dokładnie. Będzie zwalczał bakterie.
Doctor: Please take the antibiotic. It's a medicine that fights bacterial infection.
Patient: So it will help my sore throat caused by bacteria?
Doctor: Exactly. It will fight the bacteria.

Pielęgniarka: Zrobimy prześwietlenie, czyli zdjęcie rentgenowskie kości.
Pacjent: Aha, czyli zobaczymy, czy kość jest złamana?
Pielęgniarka: Tak, właśnie tak. To szybkie badanie.
Nurse: We will do an X-ray, meaning an X-ray picture of the

bones.
Patient: Ah, so we'll see if the bone is broken?
Nurse: Yes, exactly. It's a quick test.

Lekarz: Guz jest łagodny. To znaczy, że nie jest rakiem.
Pacjent: Czyli nie jest złośliwy? Nie rozprzestrzeni się?
Lekarz: Tak, łagodny znaczy bezpieczny, nie rozsiewa się.
Doctor: The tumor is benign. That means it is not cancer.
Patient: So it's not malignant? It won't spread?
Doctor: Yes, benign means safe, it doesn't spread.

Pacjent: Co znaczy "remisja" w mojej chorobie?
Lekarz: Remisja oznacza, że objawy choroby są teraz bardzo słabe lub ich nie ma.
Pacjent: Czyli choroba jest uśpiona?
Patient: What does "remission" mean for my illness?
Doctor: Remission means the symptoms of the disease are now very weak or absent.
Patient: So the disease is asleep?

Pielęgniarka: Proszę monitorować ciśnienie krwi. Mierzyć je regularnie w domu.
Pacjent: Czy to dlatego, że mam nadciśnienie? Żeby sprawdzać, czy leki działają?
Pielęgniarka: Tak, dokładnie. Kontrola jest ważna.
Nurse: Please monitor your blood pressure. Measure it regularly at home.
Patient: Is that because I have hypertension? To check if the medicine is working?
Nurse: Yes, exactly. Monitoring is important.

Short Story

Pani Maria poszła do lekarza z bólem w klatce piersiowej. Lekarz powiedział: "Może to być niestrawność, ale zrobimy EKG, by sprawdzić serce". EKG to proste badanie elektrycznej pracy serca. Wynik EKG był dobry. Lekarz wyjaśnił: "To raczej niestrawność, nie zawał. Zawał to poważne uszkodzenie serca. Proszę brać te leki na żołądek". Pani Maria zrozumiała i poczuła ulgę.

Mrs. Maria went to the doctor with chest pain. The doctor said: "It might be indigestion, but we'll do an ECG to check your heart." An ECG is a simple test of the heart's electrical activity. The ECG result was good. The doctor explained: "It's probably indigestion, not a heart attack. A heart attack is serious damage to the heart. Please take these stomach medicines." Mrs. Maria understood and felt relieved.

COMPREHENSIVE HISTORY TAKING

Słownictwo / Vocabulary
objawy - symptoms
historia medyczna - medical history
choroba - disease/illness
ból - pain
lokalizacja - location
czas trwania - duration
charakter - character (e.g., of pain)
nasilenie - intensity
czynniki wywołujące - triggering factors
czynniki łagodzące - relieving factors
leki - medications
alergie - allergies
choroby współistniejące - comorbidities
operacje - surgeries
hospitalizacje - hospitalizations
wywiad rodzinny - family history
wywiad społeczny - social history
palenie - smoking
alkohol - alcohol
narkotyki - drugs (illicit)
dieta - diet
sen - sleep
stres - stress
praca - work
aktywność fizyczna - physical activity

płeć - sex/gender
wiek - age
początek - onset
ewolucja - evolution/progression
objawy towarzyszące - associated symptoms

Zdania / Sentences
Proszę opisać swoje objawy. - Please describe your symptoms.
Gdzie dokładnie Pan/i odczuwa ból? - Where exactly do you feel the pain?
Jak długo to trwa? - How long has this been going on?
Czy ból jest stały, czy przerywany? - Is the pain constant or intermittent?
Jak Pan/i ocenia nasilenie bólu w skali od 0 do 10? - How do you rate the pain intensity on a scale from 0 to 10?
Co nasila ból? - What makes the pain worse?
Co przynosi ulgę? - What brings relief?
Jakie leki Pan/i przyjmuje na stałe? - What medications do you take regularly?
Czy ma Pan/i jakieś alergie? - Do you have any allergies?
Czy choruje Pan/i na jakieś choroby przewlekłe? - Do you suffer from any chronic diseases?
Czy był Pan/i operowany? - Have you ever had surgery?
Czy ktoś w rodzinie miał podobne objawy? - Has anyone in your family had similar symptoms?
Czy pali Pan/i papierosy? - Do you smoke cigarettes?
Jak często spożywa Pan/i alkohol? - How often do you consume alcohol?
Jak wygląda Pana/i dieta? - What does your diet look like?
Jak się Pan/i ostatnio wysypia? - How have you been sleeping lately?
Czy doświadcza Pan/i dużo stresu? - Do you experience a lot of stress?
Na czym polega Pana/i praca? - What does your work involve?
Kiedy objawy się pojawiły? - When did the symptoms start?
Jak zmieniały się objawy w czasie? - How have the symptoms

changed over time?
Czy występują inne objawy, jak gorączka? - Are there any other symptoms, like fever?

Dialogi / Dialogues
Pacjent: Od kilku dni mam silny ból głowy.
Lekarz: Gdzie dokładnie jest zlokalizowany ten ból?
Pacjent: Głównie w okolicy skroni i czoła.
Patient: I've had a strong headache for several days.
Doctor: Where exactly is this pain located?
Patient: Mainly in the temple and forehead area.

Lekarz: Czy przyjmuje Pan jakieś leki?
Pacjent: Tak, biorę lek na nadciśnienie.
Lekarz: Proszę podać jego nazwę i dawkę.
Doctor: Are you taking any medications?
Patient: Yes, I take medication for hypertension.
Doctor: Please state its name and dosage.

Pielęgniarka: Czy ma Pani jakieś alergie?
Pacjentka: Tak, jestem uczulona na penicylinę.
Pielęgniarka: Dziękuję, zanotuję to w dokumentacji.
Nurse: Do you have any allergies?
Patient: Yes, I am allergic to penicillin.
Nurse: Thank you, I will note that in the records.

Lekarz: Czy ktoś w rodzinie miał choroby serca?
Pacjent: Mój ojciec miał zawał w wieku 60 lat.
Lekarz: Rozumiem, to ważna informacja.
Doctor: Has anyone in your family had heart disease?
Patient: My father had a heart attack at age 60.
Doctor: I understand, that's important information.

Lekarka: Jak często pije Pani alkohol?
Pacjentka: Okazjonalnie, jeden kieliszek wina do kolacji.
Lekarka: A czy pali Pani papierosy?
Doctor: How often do you drink alcohol?
Patient: Occasionally, one glass of wine with dinner.

Doctor: And do you smoke cigarettes?

Krótka historia / Short Story
Pani Kowalska przychodzi do lekarza z bólem w klatce piersiowej. Lekarz pyta ją o objawy. Pani Kowalska opisuje ostry, piekący ból za mostkiem. Ból pojawił się godzinę temu po obfitym posiłku. Nasila się przy pochylaniu. Lekarz pyta o historię choroby. Pacjentka ma nadciśnienie i bierze leki. Nie ma alergii. Lekarz pyta też o wywiad rodzinny – jej ojciec miał chorobę wieńcową. Lekarz podejrzewa zgagę i zleca odpowiednie leczenie.
Mrs. Kowalska comes to the doctor with chest pain. The doctor asks her about her symptoms. Mrs. Kowalska describes a sharp, burning pain behind the breastbone. The pain started an hour ago after a heavy meal. It worsens when bending over. The doctor asks about her medical history. The patient has hypertension and takes medication. She has no allergies. The doctor also asks about the family history – her father had coronary artery disease. The doctor suspects heartburn and prescribes appropriate treatment.

STEP-BY-STEP PROCEDURE EXPLANATIONS

30 Words Relating to Step-by-Step Procedure Explanations:
najpierw - first
potem - then
następnie - next
później - later
przed - before
po - after
podczas - during
krok - step
faza - phase
etap - stage
procedura - procedure
metoda - method
sposób - way/method
wykonaj - perform/execute
zastosuj - apply
przygotuj - prepare
użyj - use
umieść - place
nałóż - apply/put on
zdezynfekuj - disinfect
oczyszcz - clean
zmierz - measure
sprawdź - check/verify

kontroluj - monitor/control
utrzymuj - maintain
delikatnie - gently
ostrożnie - carefully
powoli - slowly
systematycznie - systematically
dokładnie - precisely/thoroughly

Simple Sentences:
Najpierw umyj ręce.
First wash your hands.

Następnie załóż rękawiczki.
Next put on gloves.

Ostrożnie zdejmij stary opatrunek.
Carefully remove the old dressing.

Sprawdź puls pacjenta.
Check the patient's pulse.

Potem zastosuj środek dezynfekujący.
Then apply the disinfectant.

5 Conversations:

Pielęgniarko, przygotuj zestaw do wkłucia.
Nurse, prepare the IV insertion set.
Tak, już przygotowuję. Najpierw zdezynfekuję skórę?
Yes, I'm preparing it now. First, should I disinfect the skin?
Dokładnie. Następnie znajdź żyłę.
Exactly. Next, find the vein.

Co teraz robimy, doktorze?
What do we do now, Doctor?
Umieść sondę tutaj, delikatnie.
Place the probe here, gently.
Zrozumiałem. Ostrożnie ją przesuwam.
Understood. I'm moving it carefully.

Krok pierwszy: podaj znieczulenie miejscowe.
Step one: administer local anesthesia.
Ile czasu czekamy po podaniu?
How long do we wait after administering?
Poczekaj dwie minuty, sprawdź czy działa.
Wait two minutes, check if it's working.

Gdzie umieścić dren?
Where to place the drain?
Tutaj, między tymi dwoma punktami.
Here, between these two points.
Dobrze, kontroluję czy jest stabilny.
Okay, I'm checking if it's stable.

Czy po oczyszczeniu rany zakładamy szwy?
After cleaning the wound, do we suture?
Tak, ale najpierw dokładnie ją wypłucz.
Yes, but first rinse it thoroughly.
Używam soli fizjologicznej, powoli.
I'm using saline solution, slowly.

Short Story:

Pacjent ma ranę na ręce. Najpierw pielęgniarka myje ręce. Następnie zakłada rękawiczki. Ostrożnie zdejmuje stary opatrunek. Potem oczyszcza ranę solą fizjologiczną. Dokładnie osusza ranę czystym gazikiem. Na koniec nakłada nowy, sterylny opatrunek i delikatnie go zabezpiecza.

The patient has a wound on their hand. First, the nurse washes her hands. Next, she puts on gloves. She carefully removes the old dressing. Then she cleans the wound with saline solution. She dries the wound thoroughly with a clean gauze swab. Finally, she applies a new, sterile dressing and secures it gently.

DE-ESCALATING AGITATED PATIENTS

30 Words:
spokój - calm
bezpieczeństwo - safety
empatia - empathy
szacunek - respect
granice - boundaries
przestrzeń - space
głos - voice
ton - tone
słuchać - to listen
wyjaśniać - to explain
prosić - to ask
decydować - to decide
wybór - choice
potrzeby - needs
obawy - fears
pomoc - help
lekarz - doctor
pielęgniarz - nurse
lekarstwo - medicine
oddział - ward
pokoik - quiet room
krzyk - shouting
agresja - aggression
prowokować - to provoke
groźba - threat

ostrożnie - carefully
powoli - slowly
jasno - clearly
krótko - briefly
wsparcie - support

Sentences:
Proszę mówić spokojnym głosem.
Please speak in a calm voice.
Zachowajmy spokój.
Let's stay calm.
Czy potrzebuje pan/pani więcej przestrzeni?
Do you need more space?
Słucham pana/pani.
I am listening to you.
Chcę panu/pani pomóc.
I want to help you.
To jest dla naszego wspólnego bezpieczeństwa.
This is for our mutual safety.
Czy mogę coś wyjaśnić?
Can I explain something?
Proszę, usiądź pan/pani.
Please, sit down.
Daję panu/pani wybór.
I am giving you a choice.
Będę tu, jeśli będziesz mnie potrzebować.
I will be here if you need me.

Conversations:

Pielęgniarz: Proszę, spróbuj oddychać głęboko ze mną. Wdech... wydech...
Pacjent: (Ciężko oddycha) ...Tak... lepiej.
Pielęgniarz: Dobrze. Kontynuujmy. Spokojnie.
(Nurse: Please, try to breathe deeply with me. Inhale... exhale...
Patient: (Breathing heavily) ...Yes... better.
Nurse: Good. Let's continue. Nice and easy.)

Lekarz: Widzę, że jest pan zdenerwowany. Co mogę zrobić, żeby pomóc?
Pacjent: Wszyscy na mnie krzyczą!
Lekarz: Ja nie będę krzyczeć. Porozmawiajmy spokojnie o tym, co się stało.
(Doctor: I see you are upset. What can I do to help?
Patient: Everyone is shouting at me!
Doctor: I won't shout. Let's talk calmly about what happened.)

Pielęgniarka: Panie Janie, proszę przestać rzucać przedmiotami. To nie jest bezpieczne.
Pacjent: Zostawcie mnie w spokoju!
Pielęgniarka: Zostawię pana, jeśli pan usiądzie. Musimy tylko porozmawiać.
(Nurse: Mr. Jan, please stop throwing things. It's not safe.
Patient: Leave me alone!
Nurse: I will leave you alone if you sit down. We just need to talk.)

Pielęgniarz: Pani Mario, rozumiem, że się pani boi. Jesteśmy tu, żeby panią chronić.
Pacjentka: Chcę wyjść!
Pielęgniarz: Rozumiem, że pani chce wyjść. Najpierw pomówmy o tym, jak możemy pani pomóc tu, na oddziale.
(Nurse: Mrs. Maria, I understand you are scared. We are here to keep you safe.
Patient: I want to leave!
Nurse: I understand you want to leave. First, let's talk about how we can help you here on the ward.)

Lekarka: Krzysztofie, jeśli nie przestaniesz szarpać pielęgniarki, będziemy musieli podać lek uspokajający dla bezpieczeństwa.
Pacjent: Nie dotykajcie mnie!
Lekarka: Nikt nie chce pana dotykać. Proszę usiąść, a my cofniemy się o krok. Wybierz spokojną rozmowę.
(Doctor: Krzysztof, if you don't stop grabbing the nurse, we will

have to give calming medication for safety.
Patient: Don't touch me!
Doctor: Nobody wants to touch you. Please sit down, and we will step back. Choose the calm talk.)

Short Story:

Pacjent na izbie przyjęć był bardzo zdenerwowany i krzyczał. Pielęgniarka Anna podeszła powoli. Mówiła spokojnym, cichym głosem: "Widzę, że się pan boi. Nazywam się Anna. Chcę panu pomóc." Dała mu dużo przestrzeni. Zapytała: "Czy może mi pan powiedzieć, co się stało?" Pacjent zaczął mówić o swoich obawach. Lekarz wyjaśnił, jakie leki są potrzebne dla bezpieczeństwa i spokoju. Pacjent zgodził się na pomoc i poczuł się lepiej.

(Translation:)
A patient in the emergency room was very agitated and shouting. Nurse Anna approached slowly. She spoke in a calm, quiet voice: "I see you are scared. My name is Anna. I want to help you." She gave him plenty of space. She asked: "Can you tell me what happened?" The patient started talking about his fears. The doctor explained what medication was needed for safety and calm. The patient agreed to the help and felt better.

CULTURAL COMPETENCE SCENARIOS

30 Commonly Used Words:
tradycje - traditions
wierzenia - beliefs
wartości - values
zwyczaje - customs
religia - religion
język - language
bariera językowa - language barrier
tłumacz - interpreter
szacunek - respect
zrozumienie - understanding
empatia - empathy
komunikacja - communication
różnice kulturowe - cultural differences
dyskryminacja - discrimination
uprzedzenie - prejudice
stereotyp - stereotype
tożsamość kulturowa - cultural identity
rodzina - family
rola rodziny - family role
decyzje medyczne - medical decisions
zgoda świadoma - informed consent
dieta - diet
ograniczenia dietetyczne - dietary restrictions

post - fasting
ubiór - clothing
płeć - gender
dostosowanie - adaptation
wrażliwość - sensitivity
edukacja - education
podejście - approach

Simple Sentences:
Respektuję tradycje pacjenta.
I respect the patient's traditions.
Potrzebujemy tłumacza z powodu bariery językowej.
We need an interpreter because of the language barrier.
Czy te leki zawierają wieprzowinę? To ważne dla jego wierzeń.
Do these medicines contain pork? It's important for his beliefs.
Zrozumienie różnic kulturowych jest kluczowe w opiece.
Understanding cultural differences is key in care.
Pytałem o jej ograniczenia dietetyczne przed zabiegiem.
I asked about her dietary restrictions before the procedure.

5 Conversations:
Pacjent: Przepraszam, czy lekarz może być mężczyzną? Jestem bardziej komfortowa z kobietą.
Pielęgniarka: Rozumiem, postaram się o panią doktor.
Lekarz: Oczywiście, zapewnimy panią doktor.

Patient: Excuse me, could the doctor be a man? I'm more comfortable with a woman.
Nurse: I understand, I will try to get a female doctor.
Doctor: Of course, we will provide a female doctor.

Lekarz: Operacja jest konieczna. Czy potrzebuje Pan tłumacza do wyjaśnienia szczegółów?
Pacjent: Tak, proszę. Angielski nie jest moim pierwszym językiem.
Lekarz: Zaraz poprosimy tłumacza języka hiszpańskiego.

Doctor: The surgery is necessary. Do you need an interpreter to

explain the details?
Patient: Yes, please. English is not my first language.
Doctor: We will call for a Spanish interpreter right away.

Pielęgniarka: Podajemy teraz leki. Czy coś Pan nie może jeść lub pić ze względów religijnych?
Pacjent: Tak, nie jem wołowiny.
Pielęgniarka: Dziękuję, sprawdzimy skład leków.

Nurse: We are administering medication now. Is there anything you cannot eat or drink for religious reasons?
Patient: Yes, I don't eat beef.
Nurse: Thank you, we will check the medication ingredients.

Lekarz: Proponujemy to leczenie. Czy rodzina pomoże podjąć decyzję?
Pacjent: Tak, proszę porozmawiać z moją córką.
Lekarz: Dobrze, omówimy wszystko razem.

Doctor: We are proposing this treatment. Will the family help make the decision?
Patient: Yes, please talk to my daughter.
Doctor: Alright, we will discuss everything together.

Pielęgniarka: Rozpoczyna się Ramadan. Czy będzie Pan pościł w szpitalu?
Pacjent: Tak, ale czy mogę zmienić godziny przyjmowania leków?
Pielęgniarka: Tak, dostosujemy harmonogram do Pana postu.

Nurse: Ramadan is starting. Will you be fasting in the hospital?
Patient: Yes, but can I change the times I take my medication?
Nurse: Yes, we will adjust the schedule to your fast.

Short Story:
Pani Nowak jest w ciąży. Jest muzułmanką. Przyszła na badania prenatalne. Lekarz pyta, czy zgadza się na badanie USG prowadzone przez mężczyznę. Pani Nowak woli kobietę-lekarza. Lekarz szuka koleżanki. Koleżanka robi badanie. Pani Nowak

czuje się szanowana. Wszyscy są zadowoleni.

Translation:
Mrs. Nowak is pregnant. She is Muslim. She came for prenatal check-ups. The doctor asks if she agrees to an ultrasound performed by a male doctor. Mrs. Nowak prefers a female doctor. The doctor looks for a female colleague. The colleague performs the examination. Mrs. Nowak feels respected. Everyone is satisfied.

DELIVERING TERMINAL DIAGNOSES

30 Words:
terminalny - terminal
nieuleczalny - incurable
rokowanie - prognosis
przerzuty - metastases
leczenie paliatywne - palliative treatment
leczenie objawowe - symptomatic treatment
leczenie wspomagające - supportive care
ból - pain
dolegliwości - symptoms
komfort - comfort
jakość życia - quality of life
opieka paliatywna - palliative care
hospicjum - hospice
opieka domowa - home care
zaawansowany - advanced
postępujący - progressive
niekorzystne rokowanie - poor prognosis
ograniczona skuteczność leczenia - limited treatment effectiveness
przedłużenie życia - life prolongation
łagodzenie cierpienia - alleviation of suffering
wsparcie psychologiczne - psychological support
wsparcie duchowe - spiritual support

rozmowa - conversation
informacja - information
decyzja - decision
życzenia pacjenta - patient's wishes
rodzina - family
bliscy - loved ones
realistyczne oczekiwania - realistic expectations
godność - dignity
empatia - empathy

Simple Sentences:
Prognoza jest niepomyślna.
The prognosis is unfavorable.
Choroba jest bardzo zaawansowana.
The disease is very advanced.
Leczenie ma na celu złagodzenie objawów.
Treatment aims to alleviate symptoms.
Skupiamy się teraz na komforcie Pana/Pani.
We are focusing on your comfort now.
Proponujemy skierowanie do hospicjum.
We suggest a referral to hospice.
Rodzina potrzebuje wsparcia.
The family needs support.
Chcemy zapewnić Panu/Pani jak najlepszą jakość życia.
We want to provide you with the best possible quality of life.
Rozmowa o rokowaniu jest trudna.
Discussing the prognosis is difficult.
Szacujemy czas w miesiącach.
We estimate the time in months.
Ważne są Pana/Pani życzenia.
Your wishes are important.

5 Short Conversations:

Lekarz: Niestety, wyniki badań pokazują przerzuty do wielu narządów. To oznacza, że choroba jest nieuleczalna.
Pacjent: Rozumiem... Co teraz?

Lekarz: Skupimy się na leczeniu paliatywnym, aby kontrolować ból i inne dolegliwości.
Doctor: Unfortunately, the test results show metastases to many organs. This means the disease is incurable.
Patient: I understand... What now?
Doctor: We will focus on palliative treatment to control pain and other symptoms.

Lekarz: Rokowanie jest bardzo niekorzystne. Leczenie przyczynowe nie jest już możliwe.
Rodzina: Czy jest nadzieja?
Lekarz: Nadzieja jest w zapewnieniu spokoju, komfortu i godności w tym czasie.
Doctor: The prognosis is very poor. Curative treatment is no longer possible.
Family: Is there hope?
Doctor: Hope lies in providing peace, comfort, and dignity during this time.

Pielęgniarka: Jak możemy najlepiej Panią/Pana wspierać? Czy ma Pan/Pani jakieś konkretne życzenia dotyczące opieki?
Pacjent: Chciałbym/chciałabym pozostać w domu tak długo, jak to możliwe.
Pielęgniarka: Zorganizujemy w takim razie opiekę domową i wsparcie hospicyjne.
Nurse: How can we best support you? Do you have any specific wishes regarding care?
Patient: I would like to stay at home for as long as possible.
Nurse: We will then organize home care and hospice support.

Lekarz: Leczenie onkologiczne przestało być skuteczne. Proponujemy przejście wyłącznie na leczenie objawowe.
Pacjent: Jak długo...?
Lekarz: Trudno dokładnie przewidzieć, ale szacujemy czas w tygodniach lub kilku miesiącach. Ważne, aby wykorzystać go dobrze.
Doctor: The oncological treatment has stopped being effective.

We propose switching solely to symptomatic treatment.
Patient: How long...?
Doctor: It's difficult to predict exactly, but we estimate the time in weeks or a few months. It's important to use this time well.

Psycholog: To musi być bardzo trudna wiadomość. Jak się Pan/ Pani czuje?
Pacjent: Jestem przerażony/przerażona. Martwię się o rodzinę.
Psycholog: Rozumiem. Jesteśmy tu, aby zapewnić wsparcie psychologiczne dla Pana/Pani i Pana/Pani bliskich.
Psychologist: This must be very difficult news. How are you feeling?
Patient: I am terrified. I worry about my family.
Psychologist: I understand. We are here to provide psychological support for you and your loved ones.

Short Story:

Pani Maria ma raka płuc. Lekarz patrzy na wyniki tomografii. Guz jest duży i są przerzuty. Rokowanie jest złe. Lekarz prosi Panią Marię do gabinetu. Rozmowa jest poważna. Lekarz mówi: "Niestety, choroba jest bardzo zaawansowana i nieuleczalna. Leczenie skupi się teraz na łagodzeniu bólu i zapewnieniu komfortu". Pani Maria jest smutna, ale rozumie. Decyduje się na opiekę domową z pomocą hospicjum. Personel medyczny zapewnia jej opiekę paliatywną i wsparcie psychologiczne. Jej bliscy są przy niej.

Translation:
Mrs. Maria has lung cancer. The doctor looks at the CT scan results. The tumor is large and there are metastases. The prognosis is poor. The doctor asks Mrs. Maria into the office. The conversation is serious. The doctor says: "Unfortunately, the disease is very advanced and incurable. Treatment will now focus on alleviating pain and ensuring comfort." Mrs. Maria is sad but understands. She decides on home care with hospice help. The medical staff provides her with palliative care and

psychological support. Her loved ones are with her.

INFORMED CONSENT WORDING

30 Słowa:
Zgoda - Consent
Świadoma - Informed
Leczenie - Treatment
Zabieg - Procedure
Operacja - Surgery
Ryzyko - Risk
Korzyści - Benefits
Alternatywy - Alternatives
Skutki uboczne - Side effects
Powikłania - Complications
Procedura - Procedure
Zrozumieć - Understand
Pytania - Questions
Odpowiedzieć - Answer
Wyjaśnić - Explain
Podpis - Signature
Dokument - Document
Badanie - Examination / Test
Leki - Medication
Znieczulenie - Anesthesia
Zgoda pisemna - Written consent
Wycofać zgodę - Withdraw consent
Potencjalny - Potential
Poważny - Serious
Zrozumiały język - Understandable language

Obowiązek - Duty/Obligation
Pacjent - Patient
Lekarz - Doctor
Pielęgniarka - Nurse
Dobrowolnie - Voluntarily

Proste Zdania:
Proszę przeczytać dokument zgody. - Please read the consent document.
Czy rozumie Pan/Pani ryzyko tego zabiegu? - Do you understand the risks of this procedure?
Omówimy korzyści i alternatywy. - We will discuss the benefits and alternatives.
Czy ma Pan/Pani jakieś pytania? - Do you have any questions?
Proszę podpisać tutaj, jeśli się Pan/Pani zgadza. - Please sign here if you agree.
Można wycofać zgodę w każdej chwili. - You can withdraw consent at any time.
To leczenie ma potencjalne skutki uboczne. - This treatment has potential side effects.
Wyjaśnię całą procedurę. - I will explain the whole procedure.
Znieczulenie jest konieczne. - Anesthesia is necessary.
Zgoda musi być dobrowolna. - Consent must be voluntary.

Krótkie Dialogi (3-liniowe):

Lekarz: Przed zabiegiem potrzebujemy Pana/Pani świadomej zgody. Wyjaśnię teraz ryzyko i korzyści.
Pacjent: Dobrze, proszę mi wszystko powiedzieć. Szczególnie boję się powikłań.
Lekarz: Oczywiście, omówimy wszystkie możliwe powikłania i co robimy, żeby ich uniknąć.
Doctor: Before the procedure, we need your informed consent. I will now explain the risks and benefits.
Patient: Okay, please tell me everything. I'm especially afraid of complications.
Doctor: Of course, we will discuss all possible complications and

what we do to avoid them.

Pielęgniarka: Proszę przeczytać ten formularz zgody na badanie. Dotyczy on użycia kontrastu.
Pacjent: Kontrast? Czy to jest bezpieczne? Jakie są skutki uboczne?
Pielęgniarka: U większości osób jest bezpieczny. Częste skutki uboczne to przemijające uczucie ciepła lub metaliczny smak. Rzadko są poważniejsze reakcje.
Nurse: Please read this consent form for the examination. It concerns the use of contrast.
Patient: Contrast? Is that safe? What are the side effects?
Nurse: For most people, it is safe. Common side effects are a transient feeling of warmth or a metallic taste. Serious reactions are rare.

Lekarz: Proponujemy operację jako najlepszą opcję. Istnieją też alternatywy, jak leczenie farmakologiczne.
Pacjent: Hmm, a jakie są plusy i minusy operacji w porównaniu do leków?
Lekarz: Operacja daje szybszą i trwalszą poprawę, ale niesie ryzyko związane z zabiegiem i znieczuleniem. Leki działają wolniej i mogą mieć długoterminowe skutki uboczne.
Doctor: We propose surgery as the best option. There are also alternatives, like pharmacological treatment.
Patient: Hmm, and what are the pros and cons of surgery compared to medication?
Doctor: Surgery provides faster and more lasting improvement, but carries risks related to the procedure and anesthesia. Medications work slower and can have long-term side effects.

Pacjent: Czy ten podpis na formularzu oznacza, że już nie mogę zmienić zdania?
Lekarz: Absolutnie nie. Zgodę można wycofać dobrowolnie w dowolnym momencie, nawet przed samym zabiegiem.
Pacjent: To dobrze, dziękuję za wyjaśnienie. Chcę się jeszcze zastanowić.

Patient: Does this signature on the form mean I can't change my mind anymore?
Doctor: Absolutely not. Consent can be withdrawn voluntarily at any time, even just before the procedure.
Patient: That's good, thank you for explaining. I want to think about it some more.

Pielęgniarka: Czy wszystko w dokumencie zgody jest napisane w zrozumiałym języku? Czy coś jest niejasne?
Pacjent: Tak, ogólnie rozumiem. Ale proszę jeszcze raz powiedzieć, jakie jest ryzyko związane ze znieczuleniem?
Pielęgniarka: Najczęstsze ryzyko to nudności po zabiegu. Poważne powikłania, jak problemy z oddychaniem, są bardzo rzadkie.
Nurse: Is everything in the consent document written in understandable language? Is anything unclear?
Patient: Yes, I generally understand. But please tell me again what the risk associated with anesthesia is?
Nurse: The most common risk is nausea after the procedure. Serious complications, like breathing problems, are very rare.

Krótka Historyjka:

Pani Kowalska miała iść na małą operację. Pani doktor wyjaśniła jej cały zabieg. Powiedziała o ryzykach, na przykład infekcji. Opowiedziała też o korzyściach - ustąpieniu bólu. Pani doktor wspomniała o alternatywach, jak fizjoterapia, ale uznała operację za najlepszą. Pani Kowalska zadała kilka pytań o znieczulenie ogólne i możliwe skutki uboczne. Pani doktor cierpliwie odpowiedziała na wszystkie. Pani Kowalska zrozumiała informacje. Dobrowolnie podpisała formularz świadomej zgody przed operacją.
Mrs. Kowalska was scheduled for a minor operation. The doctor explained the whole procedure to her. She talked about the risks, for example infection. She also talked about the benefits - relief from pain. The doctor mentioned alternatives, like physiotherapy, but considered surgery the best option. Mrs.

Kowalska asked a few questions about general anesthesia and possible side effects. The doctor patiently answered all of them. Mrs. Kowalska understood the information. She voluntarily signed the informed consent form before the surgery.

NON-VERBAL CUES IN CLINICS

Słownictwo / Vocabulary
kontakt wzrokowy - eye contact
uśmiech - smile
grymas - grimace
zmarszczone brwi - furrowed brows
uniesione brwi - raised eyebrows
szeroko otwarte oczy - wide eyes
spojrzenie w dół - downward gaze
unikanie wzroku - avoiding gaze
postawa - posture
postawa wyprostowana - upright posture
postawa pochylona - hunched posture
postawa zamknięta - closed posture (arms crossed)
postawa otwarta - open posture
gestykulacja - gesturing
krzyżowanie ramion - crossing arms
założone ręce - clasped hands
zaciśnięte pięści - clenched fists
drżenie rąk - hand tremors
nerwowe ruchy - fidgeting
dotyk - touch
uścisk dłoni - handshake
przytulenie - hug (comforting)
dystans - distance
dystans osobisty - personal space
przybliżenie się - leaning in

odsunięcie się - leaning away
kontakt fizyczny - physical contact
ton głosu - tone of voice
szybkość mowy - speech rate
cisza - silence
westchnienie - sigh
płacz - crying
pocenie się - sweating
bladość - pallor
rumieńce - blushing/flushing
napięcie mięśni - muscle tension

Zdania / Sentences
Pacjent często wzdycha podczas opowiadania o objawach.
The patient often sighs while describing the symptoms.
Lekarz utrzymuje spokojny kontakt wzrokowy, aby okazać zainteresowanie.
The doctor maintains calm eye contact to show interest.
Pielęgniarka delikatnie dotyka ramienia pacjenta dla otuchy.
The nurse gently touches the patient's shoulder for reassurance.
Zmarszczone brwi pacjenta mogą wskazywać na ból lub dezorientację.
The patient's furrowed brows may indicate pain or confusion.
Zaciśnięte pięści często sygnalizują stres lub gniew.
Clenched fists often signal stress or anger.
Dystans pacjenta od personelu może świadczyć o nieśmiałości lub dyskomforcie.
The patient's distance from the staff might indicate shyness or discomfort.
Szybka mowa i nerwowe ruchy mogą towarzyszyć lękowi.
Rapid speech and fidgeting can accompany anxiety.
Bladość skóry może być oznaką złego samopoczucia lub niskiego ciśnienia.
Pallor of the skin can be a sign of feeling unwell or low blood pressure.
Cisza po zadaniu trudnego pytania daje pacjentowi czas na

przemyślenie odpowiedzi.
Silence after asking a difficult question gives the patient time to think.
Otwarta postawa lekarza zachęca pacjenta do mówienia.
The doctor's open posture encourages the patient to talk.

Dialogi / Conversations
Pielęgniarka: Zauważyłam, że pacjentka w pokoju 3 cały czas krzyżuje ramiona i patrzy w podłogę.
Nurse: I noticed the patient in room 3 keeps crossing her arms and looking at the floor.
Lekarz: Hmm, to może oznaczać, że czuje się niekomfortowo lub jest zestresowana naszą rozmową. Zapytajmy ją delikatnie, czy wszystko w porządku.
Doctor: Hmm, that might mean she feels uncomfortable or is stressed by our conversation. Let's ask her gently if everything is alright.

Student medycyny: Dlaczego doktor tak często się uśmiechał do tego starszego pana?
Medical Student: Why did the doctor smile so often at that elderly gentleman?
Opiekun: To sposób na budowanie zaufania i pokazanie życzliwości, zwłaszcza gdy pacjent wydaje się niepewny.
Supervisor: It's a way to build trust and show kindness, especially when the patient seems uncertain.

Pacjent: (Cicho mówi, głowa opuszczona)
Patient: (Speaks quietly, head lowered)
Lekarz: Proszę mówić trochę głośniej, chcę dobrze Pana zrozumieć. Widzę, że może być Panu trudno.
Doctor: Please speak a little louder, I want to understand you well. I see it might be difficult for you.

Pielęgniarka: Ten pacjent bardzo się poci i jego ręce drżą.
Nurse: This patient is sweating a lot and his hands are trembling.
Lekarz: Sprawdźmy ponownie ciśnienie i puls. Te objawy mogą

wskazywać na silny niepokój lub problem fizyczny.
Doctor: Let's check his blood pressure and pulse again. These symptoms could indicate severe anxiety or a physical problem.

Rejestratorka: Pacjentka w poczekalni bardzo nerwowo przebiera palcami i często wstaje i siada.
Receptionist: The patient in the waiting room is fidgeting nervously with her fingers and keeps standing up and sitting down.
Pielęgniarka: Tak, widzę. Zapytam ją, czy długie czekanie jest dla niej problemem, może potrzebuje wyjść na chwilę.
Nurse: Yes, I see. I'll ask her if the long wait is a problem, maybe she needs to step out for a moment.

Krótka historia / Short Story

Pani Kowalska przyszła do przychodni. Siedziała sztywno na krześle, z zaciśniętymi dłońmi. Lekarz zauważył jej spocone czoło i unikanie kontaktu wzrokowego. Zapytał spokojnym głosem: "Czy coś Panią martwi?". Pani Kowalska westchnęła głęboko i w końcu powiedziała o swoich obawach przed badaniem. Lekarz wyjaśnił wszystko krok po kroku, utrzymując otwartą postawę. Jej ramiona rozluźniły się, a na twarzy pojawił się lekki uśmiech ulgi.

Mrs. Kowalska came to the clinic. She sat stiffly on the chair, with clenched hands. The doctor noticed her sweaty forehead and avoidance of eye contact. He asked in a calm voice: "Is something worrying you?". Mrs. Kowalska sighed deeply and finally spoke about her fears regarding the examination. The doctor explained everything step by step, maintaining an open posture. Her shoulders relaxed, and a slight smile of relief appeared on her face.

ANATOMY BY SYSTEM (CARDIO, NEURO, ETC.)

Serce - Heart
Mózg - Brain
Płuco - Lung
Tętnica - Artery
Żyła - Vein
Krew - Blood
Nerw - Nerve
Neuron - Neuron
Rdzeń kręgowy - Spinal cord
Mięsień - Muscle
Kość - Bone
Staw - Joint
Skóra - Skin
Oskrzele - Bronchus
Przepona - Diaphragm
Żołądek - Stomach
Jelito - Intestine
Wątroba - Liver
Nerka - Kidney
Zastawka - Valve
Komora - Ventricle
Przedsionek - Atrium
Tchawica - Trachea
Krtań - Larynx

Mięsień sercowy - Cardiac muscle
Kora mózgowa - Cerebral cortex
Hipokamp - Hippocampus
Śledziona - Spleen
Tętnica szyjna - Carotid artery
Nerw wzrokowy - Optic nerve

Serce pompuje krew do całego ciała.
The heart pumps blood to the entire body.
Mózg kontroluje myśli i ruchy.
The brain controls thoughts and movements.
Płuca wymieniają tlen i dwutlenek węgla.
The lungs exchange oxygen and carbon dioxide.
Tętnice przenoszą krew bogatą w tlen.
Arteries carry oxygen-rich blood.
Nerwy przekazują sygnały do mięśni.
Nerves transmit signals to muscles.
Kość udowa jest najdłuższą kością.
The femur is the longest bone.
Skóra chroni przed infekcjami.
The skin protects against infections.
Żołądek trawi pokarm.
The stomach digests food.
Nerki filtrują krew.
The kidneys filter blood.
Zastawki zapobiegają cofaniu się krwi.
Valves prevent blood from flowing backward.

Lekarz: Pacjent ma szmer w sercu.
Nurse: Czy to problem z zastawką?
Lekarz: Tak, potrzebne będzie echo serca.
Doctor: The patient has a heart murmur.
Nurse: Is it a valve issue?
Doctor: Yes, an echocardiogram will be needed.

Pielęgniarka: Pacjent nie czuje nogi po wypadku.
Lekarz: Sprawdźmy odruchy w rdzeniu kręgowym.

Pielęgniarka: Tak, reakcja jest osłabiona.
Nurse: The patient can't feel their leg after the accident.
Doctor: Let's check reflexes in the spinal cord.
Nurse: Yes, the response is weakened.

Student: Gdzie znajduje się hipokamp?
Profesor: W mózgu, odpowiada za pamięć.
Student: Dziękuję, to ważne dla neurologii.
Student: Where is the hippocampus located?
Professor: In the brain, it's responsible for memory.
Student: Thank you, that's important for neurology.

Lekarz: Ból w klatce piersiowej może być od serca.
Pacjent: Czy to zawał?
Lekarz: Sprawdzimy EKG i troponiny.
Doctor: Chest pain could be from the heart.
Patient: Is it a heart attack?
Doctor: We'll check an ECG and troponins.

Pielęgniarka: Pacjent ma trudności z oddychaniem.
Lekarz: Osłuchajmy płuca i oskrzela.
Pielęgniarka: Słychać świsty - to może być astma.
Nurse: The patient is having difficulty breathing.
Doctor: Let's listen to the lungs and bronchi.
Nurse: There's wheezing—it might be asthma.

Pacjent ma silny ból w brzuchu.
Lekarz myśli o zapaleniu wyrostka robaczkowego.
Robią USG jamy brzusznej.
Wynik pokazuje problem z jelitem.
Pacjent jedzie na pilną operację.
The patient has severe abdominal pain.
The doctor suspects appendicitis.
They perform an abdominal ultrasound.
The result shows an issue with the intestine.
The patient goes for emergency surgery.

ADVANCED MEDICAL ABBREVIATIONS

30 Commonly Used Medical Abbreviations (Polish-English)

EKG - ECG (Electrocardiogram)
RTG - X-ray (Radiography)
USG - Ultrasound
TK - CT (Computed Tomography)
MR - MRI (Magnetic Resonance Imaging)
POChP - COPD (Chronic Obstructive Pulmonary Disease)
NT - BP (Blood Pressure)
RR - BP (Blood Pressure - common alternative)
HR - HR (Heart Rate)
SpO2 - SpO2 (Oxygen Saturation)
CRP - CRP (C-Reactive Protein)
INR - INR (International Normalized Ratio)
APTT - APTT (Activated Partial Thromboplastin Time)
ASA - ASA (Acetylsalicylic Acid / Aspirin)
GKS - CS (Corticosteroids)
NS - NS (Normal Saline)
AD - AD (Right Ear)
AS - AS (Left Ear)
AU - AU (Both Ears)
OD - OD (Right Eye)
OS - OS (Left Eye)
OU - OU (Both Eyes)
p.o. - p.o. (By Mouth)
i.v. - i.v. (Intravenous)
i.m. - i.m. (Intramuscular)

s.c. - s.c. (Subcutaneous)
p.r. - p.r. (Per Rectum)
stat. - stat. (Immediately)
ICD - ICD (Implantable Cardioverter-Defibrillator)
PDA - PDA (Patent Ductus Arteriosus)

Simple Sentences:

Pacjent wymaga pilnego TK głowy.
The patient requires an urgent head CT.

Proszę podać lek i.v..
Please administer the medication i.v..

SpO2 pacjenta wynosi 95%.
The patient's SpO2 is 95%.

Lekarz zlecił kontrolę INR.
The doctor ordered an INR check.

POChP jest przewlekłą chorobą płuc.
COPD is a chronic lung disease.

Conversations:

Lekarz: Proszę przygotować pacjenta na USG jamy brzusznej.
Pielęgniarka: Czy ma być na czczo?
Lekarz: Tak, koniecznie na czczo.
Doctor: Please prepare the patient for an abdominal ultrasound.
Nurse: Does he need to be fasting?
Doctor: Yes, definitely fasting.

Pielęgniarka: Pacjent na izbie przyjęć ma wysokie CRP i gorączkę.
Lekarz: Zleć RTG klatki piersiowej i posiew krwi.
Pielęgniarka: Dobrze, zrobię to stat..
Nurse: The patient in the ER has high CRP and fever.
Doctor: Order a chest X-ray and blood culture.
Nurse: Okay, I'll do it stat..

Lekarz: NT pacjenta jest 160/100 mmHg.

Pielęgniarka: Czy podać lek p.o. czy i.v.?
Lekarz: Zacznijmy od p.o., proszę podać kaptopryl.
Doctor: The patient's BP is 160/100 mmHg.
Nurse: Should I give the medication p.o. or i.v.?
Doctor: Let's start with p.o., please give captopril.

Pielęgniarka: Wynik APTT jest wydłużony.
Lekarz: Pacjent przyjmuje heparynę? Sprawdź kartę.
Pielęgniarka: Tak, wstrzyknięcie s.c. rano.
Nurse: The APTT result is prolonged.
Doctor: Is the patient on heparin? Check the chart.
Nurse: Yes, an s.c. injection this morning.

Lekarz: Czy pacjent po zawale ma ICD?
Pielęgniarka: Tak, wszczepiono mu ICD miesiąc temu.
Lekarz: Dobrze, to ważne przy planowaniu MR.
Doctor: Does the post-MI patient have an ICD?
Nurse: Yes, he had an ICD implanted a month ago.
Doctor: Good, that's important when planning an MRI.

Short Story:

Pacjent trafił na SOR z bólem w klatce. NT było wysokie. Lekarz szybko zlecił EKG i RTG. EKG wykazało arytmię. Potrzebne było pilne TK serca. Wynik TK pokazał rozwarstwienie aorty. Pacjenta natychmiast zabrano na salę operacyjną.
The patient arrived at the ER with chest pain. His BP was high. The doctor quickly ordered an ECG and X-ray. The ECG showed arrhythmia. An urgent heart CT was needed. The CT result showed an aortic dissection. The patient was immediately taken to the operating room.

SYMPTOM DIFFERENTIAL DIAGNOSES

30 Words:
ból - pain
gorączka - fever
duszność - dyspnea (shortness of breath)
kaszel - cough
nudności - nausea
wymioty - vomiting
biegunka - diarrhea
zaparcie - constipation
zawroty głowy - dizziness
ból głowy - headache
osłabienie - weakness
zmęczenie - fatigue
utrata apetytu - loss of appetite
utrata masy ciała - weight loss
wysypka - rash
obrzęk - swelling
krwawienie - bleeding
drgawki - seizures
drętwienie - numbness
mrowienie - tingling
ból brzucha - abdominal pain
ból w klatce piersiowej - chest pain
ból pleców - back pain

ból stawów - joint pain
zaburzenia widzenia - vision disturbances
zaburzenia mowy - speech disturbances
zaburzenia równowagi - balance disturbances
podejrzenie - suspicion
diagnoza różnicowa - differential diagnosis
wykluczyć - rule out

Sentences:
Ból w klatce piersiowej może wskazywać na zawał serca lub zapalenie płuc.
Chest pain can indicate a heart attack or pneumonia.

Gorączka i ból gardła są typowe dla zapalenia migdałków, ale też dla mononukleozy.
Fever and sore throat are typical for tonsillitis, but also for mononucleosis.

Nudności i wymioty po jedzeniu mogą być spowodowane zatruciem pokarmowym lub zapaleniem żołądka.
Nausea and vomiting after eating can be caused by food poisoning or gastritis.

Nagły silny ból głowy wymaga wykluczenia krwawienia podpajęczynówkowego.
Sudden severe headache requires ruling out subarachnoid hemorrhage.

Duszność przy wysiłku może być objawem choroby serca lub POChP.
Shortness of breath on exertion can be a symptom of heart disease or COPD.

Conversations:
Lekarz: Co dokładnie Pana boli? Gdzie lokalizuje Pan ból?
Pacjent: Boli mnie brzuch, głównie po prawej stronie na dole. Jest bardzo ostry.
Lekarz: To budzi podejrzenie zapalenia wyrostka robaczkowego.

Trzeba wykonać badanie USG.
Doctor: What exactly hurts? Where do you locate the pain?
Patient: My stomach hurts, mainly on the lower right side. It's very sharp.
Doctor: That raises suspicion of appendicitis. We need to do an ultrasound.

Lekarka: Pacjentka zgłasza zawroty głowy i zaburzenia równowagi. Co Pani sądzi?
Pielęgniarka: Należy rozważyć zapalenie ucha wewnętrznego, ale też problem neurologiczny.
Lekarka: Zgadzam się. Zlecam konsultację neurologiczną i badanie słuchu.
Doctor (F): The patient reports dizziness and balance problems. What do you think?
Nurse: We should consider inner ear infection, but also a neurological problem.
Doctor (F): I agree. I'm ordering a neurology consult and a hearing test.

Pacjent: Doktorze, od kilku dni mam wysoką gorączkę i suchy kaszel.
Lekarz: Czy występuje też ból w klatce piersiowej lub duszność?
Pacjent: Tak, trochę trudniej mi się oddycha.
Patient: Doctor, I've had a high fever and dry cough for a few days.
Doctor: Is there also chest pain or shortness of breath?
Patient: Yes, it's a bit harder for me to breathe.

Lekarka: Ta wysypka i ból stawów u dziecka są niepokojące. Trzeba pomyśleć o odrze lub rumieniu zakaźnym.
Pielęgniarka: A może to reakcja alergiczna? Dziecko dostało nowy antybiotyk.
Lekarka: Dobry punkt. Sprawdźmy historię leków dokładnie.
Doctor (F): This rash and joint pain in the child are concerning. We need to think about measles or fifth disease.
Nurse: Or could it be an allergic reaction? The child got a new

antibiotic.
Doctor (F): Good point. Let's check the medication history carefully.

Lekarz: Pacjent ma silne osłabienie i utratę masy ciała. Diagnoza różnicowa jest szeroka.
Rezydent: Może anemia? Albo problemy z tarczycą? Trzeba zrobić podstawowe badania krwi.
Lekarz: Dokładnie. Zlecamy morfologię, TSH i poziom żelaza.
Doctor: The patient has severe weakness and weight loss. The differential diagnosis is broad.
Resident: Maybe anemia? Or thyroid problems? We need to do basic blood tests.
Doctor: Exactly. Let's order a CBC, TSH, and iron level.

Short Story:
Pacjent przyszedł do przychodni. Skarży się na silny ból brzucha i nudności. Miał też gorączkę w nocy. Lekarz bada brzuch. Brzuch jest twardy i bolesny. Lekarz myśli o zapaleniu wyrostka robaczkowego. Ale ból może też pochodzić z pęcherzyka żółciowego lub jelit. Lekarz zleca pilne badanie krwi i USG jamy brzusznej. To pomoże postawić prawidłową diagnozę.
Patient came to the clinic. He complains of severe abdominal pain and nausea. He also had a fever at night. The doctor examines the abdomen. The abdomen is hard and painful. The doctor thinks about appendicitis. But the pain could also come from the gallbladder or intestines. The doctor orders urgent blood tests and an abdominal ultrasound. This will help make the correct diagnosis.

VITAL SIGN ABNORMALITIES

30 słów związanych z nieprawidłowymi parametrami życiowymi:

tętno -
puls -
temperatura ciała -
ciśnienie krwi -
oddech -
nieprawidłowy -
podwyższony -
obniżony -
wysoki -
niski -
szybki -
wolny -
częsty -
rzadki -
płytki -
głęboki -
nieregularny -
tachykardia -
bradykardia -
hipertermia -
gorączka -
hipotermia -
nadciśnienie -
hipotensja -

niedociśnienie -
tachypnoe -
bradypnoe -
duszność -
sinica -
spadek -
wzrost -

Proste zdania:
Pacjent ma wysoką gorączkę.
The patient has a high fever.

Tętno jest bardzo szybkie.
The pulse is very fast.

Ciśnienie krwi jest niskie.
The blood pressure is low.

Oddech jest płytki i nieregularny.
Breathing is shallow and irregular.

Obserwujemy spadek temperatury ciała.
We are observing a drop in body temperature.

Pacjentka ma duszność.
The patient has shortness of breath.

Pojawiła się sinica warg.
Cyanosis of the lips has appeared.

Wystąpiła tachykardia.
Tachycardia occurred.

Parametry życiowe są niestabilne.
Vital signs are unstable.

Monitor pokazuje bradykardię.
The monitor shows bradycardia.

5 krótkich dialogów:
Pielęgniarko, proszę zmierzyć ponownie ciśnienie, jest zbyt

niskie.
Dobrze, panie doktorze. 80/50 mmHg.
Proszę podać kroplówkę z fizjologicznym.
Nurse, please measure the blood pressure again, it's too low.
Yes, doctor. 80/50 mmHg.
Please administer a saline IV.

Dlaczego pacjent jest taki spocony?
Ma gorączkę 39 stopni.
Podajmy paracetamol dożylnie.
Why is the patient so sweaty?
He has a fever of 39 degrees.
Let's administer intravenous paracetamol.

Słyszysz ten świst przy oddychaniu?
Tak, to wyraźna duszność.
Podaj tlen, szybko.
Do you hear that wheezing during breathing?
Yes, that's clear shortness of breath.
Administer oxygen, quickly.

Monitor alarmuje o tachykardii.
Jaka jest częstość akcji serca?
140 na minutę, niestety.
The monitor is alarming for tachycardia.
What's the heart rate?
140 per minute, unfortunately.

Temperatura pacjenta spadła do 35 stopni.
Hipotermia. Przykryjmy go kocem ratunkowym.
I przygotujmy ciepłe płyny dożylne.
The patient's temperature dropped to 35 degrees.
Hypothermia. Let's cover him with a rescue blanket.
And prepare warm intravenous fluids.

Krótka historyjka:
Pacjent zgłosił się z silnym bólem w klatce piersiowej. Jego ciśnienie krwi było bardzo wysokie. Tętno było szybkie i

nieregularne. Pojawiła się też duszność. Lekarz natychmiast zlecił EKG i leki obniżające ciśnienie.
The patient presented with severe chest pain. His blood pressure was very high. His pulse was fast and irregular. Shortness of breath also appeared. The doctor immediately ordered an ECG and blood pressure-lowering medication.

PHARMACOKINETICS/ DYNAMICS

Polish - English Vocabulary
Farmakokinetyka - Pharmacokinetics
Farmakodynamika - Pharmacodynamics
Wchłanianie - Absorption
Dystrybucja - Distribution
Metabolizm - Metabolism
Wydalanie - Excretion
Biodostępność - Bioavailability
Okres półtrwania - Half-life
Stężenie - Concentration
Stężenie terapeutyczne - Therapeutic concentration
Stężenie toksyczne - Toxic concentration
Klirens - Clearance
Objętość dystrybucji - Volume of distribution
Stała eliminacji - Elimination rate constant
Stan stacjonarny - Steady state
Dawka - Dose
Dawkowanie - Dosing
Interakcje leków - Drug interactions
Receptor - Receptor
Wiązanie z białkami - Protein binding
Metabolit - Metabolite
Enzym - Enzyme
Indukcja enzymatyczna - Enzyme induction
Hamburger enzymatyczny - Enzyme inhibition
Selektywność - Selectivity

Powinowactwo - Affinity
Efikasność - Efficacy
Potencja - Potency
Agonista - Agonist
Antagonista - Antagonist

Simple Sentences
Farmakokinetyka bada, jak organizm wpływa na lek.
Pharmacokinetics studies how the body affects a drug.
Biodostępność leku zależy od wchłaniania.
Drug bioavailability depends on absorption.
Okres półtrwania decyduje o częstotliwości dawkowania.
The half-life determines dosing frequency.
Stężenie terapeutyczne musi być utrzymane dla skuteczności.
The therapeutic concentration must be maintained for effectiveness.
Agonista aktywuje receptor.
An agonist activates a receptor.

3-Line Conversations
Pacjent ma zaburzoną czynność nerek. Jak to wpłynie na klirens leku?
Klirens będzie zmniejszony. Potrzebne dostosowanie dawki.
Dobrze, obliczę nową dawkę.
The patient has impaired kidney function. How will that affect drug clearance?
Clearance will be reduced. Dose adjustment is needed.
Good, I will calculate the new dose.

Czy ten lek ma aktywne metabolity?
Tak, jego metabolity również wykazują działanie farmakologiczne.
Dziękuję, to ważne przy monitorowaniu.
Does this drug have active metabolites?
Yes, its metabolites also show pharmacological activity.
Thank you, that's important for monitoring.

Dlaczego lek podajemy w kilku dawkach?
Ma krótki okres półtrwania. Potrzebne dawki podtrzymujące.
Rozumiem, by utrzymać stężenie terapeutyczne.
Why do we administer this drug in multiple doses?
It has a short half-life. Maintenance doses are needed.
I understand, to maintain the therapeutic concentration.

Czy te leki mogą wchodzić w interakcje?
Tak, oba wiążą się silnie z tym samym białkiem osocza.
Sprawdzę możliwość wypierania jednego leku przez drugi.
Can these drugs interact?
Yes, both bind strongly to the same plasma protein.
I will check the potential for displacement of one drug by the other.

Czy antagonista może odwrócić działanie agonisty?
Tak, blokuje receptor, uniemożliwiając działanie agonisty.
To ważne w przypadku przedawkowania.
Can an antagonist reverse the effect of an agonist?
Yes, it blocks the receptor, preventing the agonist's action.
That's important in overdose situations.

Short Story
Pani Nowak przyjmuje nowy lek przeciwzakrzepowy. Lek ma dobrą biodostępność po podaniu doustnym. Ważne jest regularne badanie stężenia leku we krwi. Jeśli stężenie jest zbyt niskie, lek nie działa skutecznie. Jeśli stężenie jest zbyt wysokie, ryzyko krwawienia wzrasta. Lekarz sprawdza klirens nerkowy pacjentki przed dobraniem dawki. Osiągnięcie stanu stacjonarnego wymaga czasu. Pacjentka musi pamiętać o stałych porach przyjmowania leku.
Ms. Nowak is taking a new anticoagulant drug. The drug has good bioavailability after oral administration. Regular testing of the drug concentration in the blood is important. If the concentration is too low, the drug is not effective. If the concentration is too high, the risk of bleeding increases. The

doctor checks the patient's renal clearance before selecting the dose. Reaching steady state takes time. The patient must remember to take the medication at consistent times.

SPECIALIZED LAB TESTS

30 Words:
morfologia krwi - Complete Blood Count (CBC)
biochemia krwi - Blood Chemistry
elektrolity - Electrolytes
lipidogram - Lipid Profile
glukoza - Glucose
TSH - TSH (Thyroid-Stimulating Hormone)
kreatynina - Creatinine
mocznik - Urea
ALT - ALT (Alanine Aminotransferase)
AST - AST (Aspartate Aminotransferase)
bilirubina - Bilirubin
amylaza - Amylase
lipaza - Lipase
troponina - Troponin
CRP - CRP (C-Reactive Protein)
posiew - Culture
antybiogram - Antibiotic Sensitivity Test
wymaz - Swab
badanie moczu - Urinalysis
badanie kału - Stool Test
badanie płynu mózgowo-rdzeniowego - Cerebrospinal Fluid (CSF) Test
koagulogram - Coagulation Panel
hormony tarczycy - Thyroid Hormones
markery nowotworowe - Tumor Markers

test na obecność narkotyków - Drug Test
test ciążowy - Pregnancy Test
odczyn Wassermanna - Wassermann Test (for Syphilis)
test tolerancji glukozy - Glucose Tolerance Test
badanie genetyczne - Genetic Test
badanie histopatologiczne - Histopathological Examination

Simple Sentences:
Pacjent potrzebuje testu na obecność narkotyków.
The patient needs a drug test.

Proszę pobrać krew na morfologię.
Please draw blood for a CBC.

Wyniki biochemii krwi są ważne.
The blood chemistry results are important.

Lekarz zlecił badanie moczu.
The doctor ordered a urinalysis.

Posiew krwi trwa kilka dni.
The blood culture takes several days.

Antybiogram pokazuje wrażliwość bakterii.
The antibiotic sensitivity test shows bacterial susceptibility.

Conversations:
Lekarz: Proszę wykonać pacjentowi koagulogram.
Pielęgniarka: Dobrze, pobiorę krew.
Lekarz: Dziękuję, potrzebuję wyników szybko.
Doctor: Please perform a coagulation panel for the patient.
Nurse: Okay, I will draw blood.
Doctor: Thank you, I need the results quickly.

Pacjent: Co to jest CRP?
Lekarz: To badanie pokazujące stan zapalny w organizmie.
Pacjent: Rozumiem, dziękuję.
Patient: What is CRP?
Doctor: It's a test showing inflammation in the body.

Patient: I understand, thank you.

Pielęgniarka: Proszę oddać mocz do tego pojemnika na badanie ogólne.
Pacjent: Czy muszę być na czczo?
Pielęgniarka: Nie, do tego badania nie jest potrzebne.
Nurse: Please provide a urine sample into this container for a general test.
Patient: Do I need to be fasting?
Nurse: No, it's not necessary for this test.

Laborant: Ten posiew z gardła wykazał paciorkowca.
Lekarz: Dobrze, proszę wykonać antybiogram.
Laborant: Już się robi, wynik będzie jutro.
Lab Technician: This throat swab culture showed streptococcus.
Doctor: Good, please perform an antibiotic sensitivity test.
Lab Technician: Already on it, the result will be tomorrow.

Lekarz: Poziom glukozy na czczo jest podwyższony. Zlecę test tolerancji glukozy.
Pacjent: Na czym to polega?
Lekarz: Wypije Pan roztwór glukozy i pobierzemy krew kilka razy.
Doctor: Your fasting glucose level is elevated. I will order a glucose tolerance test.
Patient: What does that involve?
Doctor: You will drink a glucose solution and we will draw blood several times.

Short Story:
Pacjent zgłosił się z silnym bólem brzucha. Lekarz zlecił pilne badania: morfologię krwi, CRP, amylazę i lipazę. Wyniki wykazały bardzo wysoki poziom amylazy. Dodatkowo, obraz USG brzucha był nieprawidłowy. Na podstawie wyników badań i USG, lekarz rozpoznał ostre zapalenie trzustki. Pacjent został przyjęty do szpitala na leczenie.
Patient came with severe abdominal pain. The doctor ordered

urgent tests: CBC, CRP, amylase, and lipase. The results showed a very high amylase level. Additionally, the abdominal ultrasound image was abnormal. Based on the test results and the ultrasound, the doctor diagnosed acute pancreatitis. The patient was admitted to the hospital for treatment.

ADVANCED IMAGING MODALITIES

30 Commonly Used Words
rezonans magnetyczny - Magnetic Resonance Imaging (MRI)
tomograf komputerowy - Computed Tomography (CT)
pozytonowa tomografia emisyjna - Positron Emission Tomography (PET)
ultrasonografia - Ultrasonography (Ultrasound)
mammografia - Mammography
angiografia - Angiography
skanowanie - Scanning
głowica USG - Ultrasound probe
kontrast - Contrast medium
doppler - Doppler
rezonans - Resonance
skaner - Scanner
obraz - Image
przekrój - Slice/cross-section
diagnostyka obrazowa - Diagnostic imaging
artefakt - Artifact
wynik - Result
badanie - Examination/Scan
pacjent - Patient
skierowanie - Referral
radiolog - Radiologist
technik radiologii - Radiology technician
promieniowanie - Radiation
pole magnetyczne - Magnetic field

claustrofobia - Claustrophobia
ocena - Assessment
przerzuty - Metastases
zmiana - Lesion
tkanka - Tissue
wynik prawidłowy - Normal result

Simple Sentences
Pacjent ma dzisiaj rezonans magnetyczny kręgosłupa.
The patient has a magnetic resonance imaging (MRI) of the spine today.
Czy tomograf komputerowy jest już wolny?
Is the computed tomography (CT) scanner free now?
To badanie wymaga podania kontrastu.
This examination requires the administration of contrast medium.
Proszę leżeć nieruchomo podczas skanowania.
Please lie still during the scanning.
Wynik badania będzie gotowy jutro.
The examination result will be ready tomorrow.

5 Conversations
Czy pacjentka ma skierowanie na mammografię?
Tak, przyniosła je ze sobą.
Dobrze, proszę zaczekać w poczekalni.
Does the patient have a referral for mammography?
Yes, she brought it with her.
Good, please wait in the waiting room.

Czy w PET wykryto przerzuty?
Tak, niestety widać kilka zmian w wątrobie.
Dziękuję, poinformuję lekarza prowadzącego.
Were metastases detected on the PET scan?
Yes, unfortunately several lesions are visible in the liver.
Thank you, I will inform the attending physician.

Panie Doktorze, czy ten artefakt na obrazie CT jest istotny?

Tak, to utrudnia ocenę płuca. Trzeba powtórzyć skan.
Rozumiem, umówię pacjenta ponownie.
Doctor, is this artifact on the CT image significant?
Yes, it hinders the assessment of the lung. The scan needs to be repeated.
Understood, I will schedule the patient again.

Pacjent ma silną claustrofobię. Rezonans zamknięty będzie problemem.
Możemy spróbować w tomografie otwartym albo podać leki.
Sprawdźmy dostępność otwartego rezonansu.
The patient has severe claustrophobia. A closed MRI scanner will be a problem.
We can try an open MRI scanner or administer medication.
Let's check the availability of the open MRI.

Jakie przygotowanie do angiografii?
Pacjent musi być na czczo i mieć aktualne badania krwi.
Dobrze, wszystko wyjaśnię pacjentowi.
What is the preparation for angiography?
The patient must be fasting and have recent blood tests.
Good, I will explain everything to the patient.

Short Story
Pacjent skarży się na silny ból głowy. Lekarz daje skierowanie na tomograf komputerowy głowy. W pracowni radiologii technik przygotowuje pacjenta do badania. Tomograf robi wiele obrazów mózgu. Radiolog ocenia skany i nie znajduje niebezpiecznych zmian. Pacjent otrzymuje wynik prawidłowy i uspokaja się.

The patient complains of a severe headache. The doctor gives a referral for a head computed tomography (CT) scan. In the radiology department, the technician prepares the patient for the examination. The CT scanner takes many images of the brain. The radiologist assesses the scans and finds no dangerous lesions. The patient receives a normal result and feels relieved.

STERILIZATION TECHNIQUES

Słownictwo / Vocabulary

autoklaw - autoclave
sterylizacja - sterilization
dezynfekcja - disinfection
sterylny - sterile
niesterylny - non-sterile
sterylizator - sterilizer
dezynfektant - disinfectant
środek antyseptyczny - antiseptic
rękawice - gloves
maska - mask
fartuch - gown
okulary ochronne - safety goggles
czystość - cleanliness
zanieczyszczenie - contamination
instrumenty medyczne - medical instruments
opakowanie sterylne - sterile packaging
wskaźnik chemiczny - chemical indicator
wskaźnik biologiczny - biological indicator
parametry sterylizacji - sterilization parameters
czas - time
temperatura - temperature
ciśnienie - pressure
para wodna - steam
gaz - gas
płyn sterylizujący - sterilizing fluid

kontrola jakości - quality control
protokół - protocol
przygotowanie - preparation
mycie - washing
suszenie - drying

Proste Zdania / Simple Sentences

Sterylizacja zabija wszystkie mikroorganizmy.
Sterilization kills all microorganisms.

Dezynfekcja zmniejsza liczbę mikroorganizmów.
Disinfection reduces the number of microorganisms.

Autoklaw używa pary pod ciśnieniem.
The autoclave uses pressurized steam.

Zawsze zakładaj rękawice.
Always put on gloves.

Sprawdź wskaźnik chemiczny.
Check the chemical indicator.

Instrumenty muszą być czyste przed sterylizacją.
Instruments must be clean before sterilization.

Opakowanie musi być nienaruszone.
The packaging must be intact.

Zapisz czas i temperaturę.
Record the time and temperature.

Przechowuj sterylne narzędzia w suchym miejscu.
Store sterile tools in a dry place.

Unikaj dotykania sterylnych powierzchni.
Avoid touching sterile surfaces.

Krótkie Rozmowy / Short Conversations

Rozmowa 1:
Pielęgniarko, czy autoklaw jest gotowy?

Tak, parametry są prawidłowe, wskaźnik chemiczny zmienił kolor.

Conversation 1:
Nurse, is the autoclave ready?
Yes, the parameters are correct, the chemical indicator changed color.

Rozmowa 2:
Gdzie są sterylne rękawice?
W szafce nad zlewem, w niebieskim opakowaniu.

Conversation 2:
Where are the sterile gloves?
In the cabinet above the sink, in the blue package.

Rozmowa 3:
Te instrumenty są do mycia czy do sterylizacji?
Najpierw dokładnie umyj, potem do autoklawu.

Conversation 3:
Are these instruments for washing or for sterilization?
Wash them thoroughly first, then into the autoclave.

Rozmowa 4:
Czy ten roztwór to dezynfektant?
Tak, użyj go do dezynfekcji powierzchni.

Conversation 4:
Is this solution a disinfectant?
Yes, use it for surface disinfection.

Rozmowa 5:
Zgubiłem wskaźnik biologiczny.
Jest zapas w drugiej szufladzie.

Conversation 5:
I lost the biological indicator.
There is a spare in the second drawer.

Krótka Historyjka / Short Story

Technik przygotowuje brudne instrumenty. Najpierw myje je dokładnie wodą z mydłem. Potem suszy narzędzia czystą ściereczką. Pakuje instrumenty do specjalnych toreb sterylnych. Wkłada torby do autoklawu. Ustawia czas i temperaturę sterylizacji. Po zakończeniu cyklu sprawdza wskaźniki. Wszystko jest w porządku. Teraz instrumenty są sterylne i bezpieczne dla pacjenta.

Translation:
The technician prepares dirty instruments. First, he washes them thoroughly with soap and water. Then he dries the tools with a clean cloth. He packs the instruments into special sterile pouches. He places the pouches into the autoclave. He sets the sterilization time and temperature. After the cycle finishes, he checks the indicators. Everything is okay. Now the instruments are sterile and safe for the patient.

EMERGENCY PROTOCOLS

30 Words:
resuscytacja - resuscitation
karetka - ambulance
pogotowie - emergency services
ratownik - paramedic
pierwsza pomoc - first aid
defibrylator - defibrillator
AED - AED (Automated External Defibrillator)
reanimacja - resuscitation/CPR
zatrzymanie krążenia - cardiac arrest
udar - stroke
zawał - heart attack
duszność - shortness of breath
krwotok - hemorrhage
opatrunek - dressing/bandage
unieruchomienie - immobilization
ewakuacja - evacuation
tlen - oxygen
maska tlenowa - oxygen mask
sztuczne oddychanie - artificial respiration
uciski klatki piersiowej - chest compressions
triage - triage
stan zagrożenia życia - life-threatening condition
wstrząs - shock
opatrzeć ranę - to dress a wound
sterylny - sterile

skala bólu - pain scale
protokół - protocol
procedura - procedure
wezwanie - call/summons
ostrzeżenie - warning

Simple Sentences:
Wezwij karetkę!
Call an ambulance!
Natychmiast rozpocznij resuscytację!
Start resuscitation immediately!
Załóż rękawiczki ochronne.
Put on protective gloves.
Sprawdź drożność dróg oddechowych.
Check the airway patency.
Zastosuj ucisk na ranę.
Apply pressure to the wound.
Podaj tlen pacjentowi.
Administer oxygen to the patient.
Użyj defibrylatora!
Use the defibrillator!
Poinformuj zespół ratunkowy.
Inform the emergency team.
Zgłoś zdarzenie przełożonemu.
Report the incident to your supervisor.
Przeprowadź ewakuację zgodnie z planem.
Carry out the evacuation according to the plan.

3-Line Conversations:

Rozmowa 1:
Pacjent nie oddycha!
The patient isn't breathing!
Rozpocznij uciski klatki piersiowej, ja przygotuję defibrylator.
Start chest compressions, I'll prepare the defibrillator.
Gotowy do analizy rytmu.
Ready for rhythm analysis.

Rozmowa 2:
Masz tu poważny krwotok.
You have a serious hemorrhage here.
Potrzebuję sterylnego opatrunku uciskowego.
I need a sterile pressure dressing.
Proszę, trzymaj mocno to miejsce.
Please, hold this spot firmly.

Rozmowa 3:
Czy pacjent jest przytomny?
Is the patient conscious?
Nie, nie reaguje na głos ani dotyk.
No, not responding to voice or touch.
Wezwij pogotowie i przynieś AED.
Call emergency services and bring the AED.

Rozmowa 4:
Gdzie jest najbliższy punkt ewakuacyjny?
Where is the nearest evacuation point?
Za drzwiami przeciwpożarowymi na korytarzu.
Behind the fire doors in the corridor.
Przenieśmy pacjenta na noszach.
Let's move the patient on a stretcher.

Rozmowa 5:
Jakie są objawy pacjenta?
What are the patient's symptoms?
Silny ból w klatce piersiowej i duszność.
Severe chest pain and shortness of breath.
Podejrzewam zawał, podaj tlen i monitur EKG.
I suspect a heart attack, give oxygen and connect the ECG monitor.

Short Story:

W recepcji szpitala pacjent nagle upada. Krzyczy pielęgniarka: "Potrzebna pomoc! Pacjent nieprzytomny!" Lekarz szybko bada pacjenta. "Brak oddechu! Rozpoczynamy resuscytację!" Jeden ratownik robi uciski klatki piersiowej. Drugi przynosi defibrylator. Pielęgniarka dzwoni po karetkę pogotowia. "Mamy zatrzymanie krążenia! Przyślijcie zespół natychmiast!" Defibrylator analizuje rytm. "Odstąpcie! Wyładowanie!" Pacjent zaczyna oddychać. Karetka przyjeżdża. Ratownicy przejmują pacjenta. "Dobrze wykonana pierwsza pomoc."

Translation:

In the hospital reception, a patient suddenly collapses. A nurse shouts: "Help needed! Patient unconscious!" A doctor quickly examines the patient. "No breathing! Starting resuscitation!" One rescuer does chest compressions. The second brings the defibrillator. The nurse calls the emergency ambulance. "We have a cardiac arrest! Send a team immediately!" The defibrillator analyzes the rhythm. "Stand clear! Shock delivered!" The patient starts breathing. The ambulance arrives. Paramedics take over the patient. "Well done first aid."

CHRONIC DISEASE FLARE-UPS

30 Common Words:
zaostrzenie - flare-up
przewlekła choroba - chronic disease
objawy - symptoms
ból - pain
stan zapalny - inflammation
leczenie doraźne - acute treatment
leczenie podtrzymujące - maintenance treatment
dawka - dose
leki - medication
steroidy - steroids
przeciwzapalne - anti-inflammatory
nawrót - relapse
remisja - remission
czynnik wyzwalający - trigger
stres - stress
infekcja - infection
zmęczenie - fatigue
obrzęk - swelling
sztywność - stiffness
nietolerancja - intolerance
monitorowanie - monitoring
badanie krwi - blood test
pogorszenie - deterioration
ostrożność - caution
kontrola - check-up

dziennik objawów - symptom diary
fizjoterapia - physiotherapy
plan działania - action plan
pilna konsultacja - urgent consultation
pogotowie - emergency services

Simple Sentences:
Zaostrzenie powoduje silny ból stawów.
(The flare-up causes severe joint pain.)
Stres może być czynnikiem wyzwalającym zaostrzenie.
(Stress can be a trigger for a flare-up.)
Podczas zaostrzenia potrzebne są silniejsze leki.
(Stronger medication is needed during a flare-up.)
Stan zapalny w jelitach jest bardzo aktywny.
(The inflammation in the intestines is very active.)
Czuję duże zmęczenie i sztywność dziś rano.
(I feel a lot of fatigue and stiffness this morning.)
Proszę zwiększyć dawkę leku przeciwzapalnego.
(Please increase the dose of the anti-inflammatory drug.)
Infekcja często prowadzi do nawrotu choroby.
(Infection often leads to a relapse of the disease.)
Mam nadzieję, że wkrótce nastąpi remisja.
(I hope remission will come soon.)
Obrzęk kolana znacznie się pogorszył.
(The knee swelling has worsened significantly.)
Prowadzę dziennik objawów dla lekarza.
(I keep a symptom diary for the doctor.)

5 Conversations:

Rozmowa 1:
Pacjent: Doktorze, od wczoraj mam silny ból i obrzęk, podobnie jak przy ostatnim zaostrzeniu.
Lekarz: Rozumiem. Proszę od razu przyjąć dawkę doraźną leku z planu działania. Umówimy pilną konsultację.
Pielęgniarka: Dobrze, przygotuję gabinet.
(Patient: Doctor, since yesterday I have severe pain and swelling,

similar to the last flare-up.
Doctor: I understand. Please take the acute dose of medication from your action plan immediately. We will schedule an urgent consultation.
Nurse: Okay, I will prepare the examination room.)

Rozmowa 2:
Pielęgniarka 1: Pacjentka z RZS zgłasza nagłe pogorszenie sztywności porannej i zwiększony ból.
Pielęgniarka 2: Sprawdź, czy miała ostatnio infekcję lub dużo stresu? To częste czynniki wyzwalające.
Pielęgniarka 1: Tak, miała przeziębienie tydzień temu. Poinformuję lekarza o możliwym zaostrzeniu.
(Nurse 1: The patient with RA reports sudden worsening of morning stiffness and increased pain.
Nurse 2: Check if she had an infection recently or a lot of stress? Those are common triggers.
Nurse 1: Yes, she had a cold a week ago. I will inform the doctor about a possible flare-up.)

Rozmowa 3:
Lekarz: Widzę w wynikach badań krwi podwyższone markery stanu zapalnego. To wskazuje na zaostrzenie.
Pacjent: Czy to znaczy, że remisja się skończyła? Co teraz?
Lekarz: Tak, to nawrót. Zaczniemy krótką kurację steroidami, aby opanować stan zapalny.
(Doctor: I see elevated inflammation markers in your blood test results. This indicates a flare-up.
Patient: Does that mean the remission is over? What now?
Doctor: Yes, it's a relapse. We will start a short course of steroids to control the inflammation.)

Rozmowa 4:
Fizjoterapeuta: Podczas zaostrzenia unikaj forsownych ćwiczeń. Skup się na delikatnych ruchach zmniejszających sztywność.
Pacjent: Rozumiem. A co z moją regularną fizjoterapią?
Fizjoterapeuta: Tymczasowo zmniejszymy intensywność.

Najważniejsze to nie przeciążać stawów.
(Physiotherapist: During a flare-up, avoid strenuous exercises. Focus on gentle movements to reduce stiffness.
Patient: I understand. What about my regular physiotherapy?
Physiotherapist: We will temporarily reduce the intensity. The most important thing is not to overload the joints.)

Rozmowa 5:
Pacjent (telefon): Pogotowie? To pacjent z IBD. Mam bardzo silny ból brzucha i krwawienie. To wygląda na poważne zaostrzenie.
Operator: Rozumiem. Zachowaj spokój. Karetka jest już w drodze. Czy masz przy sobie plan działania?
Pacjent: Tak, mam. Dziękuję.
(Patient (phone): Emergency services? This is a patient with IBD. I have very severe abdominal pain and bleeding. This looks like a serious flare-up.
Operator: Understood. Stay calm. The ambulance is already on its way. Do you have your action plan with you?
Patient: Yes, I do. Thank you.)

Short Story:

Pani Kowalska ma przewlekłą chorobę - reumatoidalne zapalenie stawów. Zwykle jej objawy są pod kontrolą. Ale dziś rano obudziła się z silnym bólem i obrzękiem dłoni. Czuje też duże zmęczenie. To wygląda na zaostrzenie. Dzwoni do przychodni. Pielęgniarka pyta o możliwe czynniki wyzwalające, jak stres lub infekcja. Pani Kowalska pamięta niedawną infekcję gardła. Umawiają pilną konsultację. Lekarz bada stawy i zleca badanie krwi na markery stanu zapalnego. Potwierdza zaostrzenie. Zaleca zwiększenie dawki leków przeciwzapalnych i krótką kurację steroidami. Mówi też o ostrożności i odpoczynku. Pani Kowalska dostaje nowy plan działania na czas zaostrzenia.

(Mrs. Kowalska has a chronic disease - rheumatoid arthritis. Usually, her symptoms are under control. But this morning she woke up with severe pain and swelling in her hands. She also feels a lot of fatigue. This looks like a flare-up. She calls the clinic. The nurse asks about possible triggers, like stress or infection. Mrs. Kowalska remembers a recent throat infection. They schedule an urgent consultation. The doctor examines the joints and orders a blood test for inflammation markers. He confirms the flare-up. He recommends increasing the dose of anti-inflammatory drugs and a short course of steroids. He also advises caution and rest. Mrs. Kowalska receives a new action plan for the duration of the flare-up.)

SURGICAL INSTRUMENTS & TECHNIQUES

Surgical Instruments & Techniques Vocabulary

chirurgia - surgery
skalpel - scalpel
nożyczki chirurgiczne - surgical scissors
kleszcze - forceps
pęseta - tweezers
igła - needle
nici chirurgiczne - surgical sutures
szczypczyki - clamps
kleszczyki hemostatyczne - hemostatic forceps
dren - drain
sonda - probe
retraktor - retractor
elektrokauter - electrocautery
lampa operacyjna - operating lamp
stół operacyjny - operating table
sterylizacja - sterilization
znieczulenie - anesthesia
znieczulenie miejscowe - local anesthesia
znieczulenie ogólne - general anesthesia
cięcie - incision
szycie rany - suturing the wound
opatrunek - dressing

gaza - gauze
opatrunek uciskowy - pressure dressing
dezynfekcja - disinfection
aseptyka - asepsis
hemostaza - hemostasis
biopsja - biopsy
laparoskopia - laparoscopy
endoskopia - endoscopy

Simple Sentences

Podaj mi skalpel.
(Pass me the scalpel.)

Zacisnąłem kleszczyki hemostatyczne na naczyniu.
(I clamped the hemostatic forceps on the vessel.)

Potrzebuję nici do szycia.
(I need sutures for stitching.)

Sprawdź sterylizację narzędzi.
(Check the sterilization of the instruments.)

Przygotuj opatrunek z gazy.
(Prepare a gauze dressing.)

Conversations

Chirurg: Gdzie są retraktory?
Pomoc: Na sterylizatorze.
Chirurg: Dzięki, podaj mi jeden.
(Surgeon: Where are the retractors?
Assistant: On the sterilizer.
Surgeon: Thanks, pass me one.)

Pielęgniarka: Potrzebujesz jeszcze kleszczy?
Chirurg: Tak, podaj mi kleszczyki tępe.
Pielęgniarka: Proszę bardzo.
(Nurse: Do you need more forceps?
Surgeon: Yes, pass me the blunt forceps.

Nurse: Here you go.)

Asystent: Krwawienie z tego naczynia.
Chirurg: Użyj elektrokautera.
Asystent: Już zrobione.
(Assistant: Bleeding from this vessel.
Surgeon: Use the electrocautery.
Assistant: Already done.)

Chirurg: Rozpoczynamy laparoskopię.
Pomoc: Kamera gotowa.
Chirurg: Wprowadzam trokar.
(Surgeon: We are starting the laparoscopy.
Assistant: Camera is ready.
Surgeon: Inserting the trocar.)

Instrumentariuszka: Znieczulenie ogólne działa.
Chirurg: Dobrze. Podaj nożyczki.
Instrumentariuszka: Proszę, nożyczki Mayo.
(Scrub Nurse: General anesthesia is effective.
Surgeon: Good. Pass the scissors.
Scrub Nurse: Here, Mayo scissors.)

Short Story

Doktor Kowalski przygotowuje się do operacji. Sprawdza sterylizację wszystkich narzędzi. Podaje pielęgniarce listę: skalpel, kleszcze, nożyczki, nici. Pacjent ma znieczulenie ogólne. Doktor robi staranne cięcie skalpelem. Pomoc podaje kleszczyki hemostatyczne, aby zatrzymać małe krwawienie. Następnie doktor delikatnie rozchyla tkankę retraktorem. Potrzebuje jeszcze pęsety. Wszystko musi być sterylne. Na koniec doktor zszyje ranę nicią chirurgiczną i założy opatrunek. Pacjent trafia na salę pooperacyjną.

(Dr. Kowalski is preparing for surgery. He checks the sterilization of all instruments. He gives the nurse a list: scalpel, forceps, scissors, sutures. The patient has general anesthesia.

The doctor makes a careful incision with the scalpel. The assistant passes hemostatic forceps to stop minor bleeding. Then the doctor gently spreads the tissue with a retractor. He needs tweezers next. Everything must be sterile. Finally, the doctor will suture the wound with surgical thread and apply a dressing. The patient goes to the recovery room.)

PEDIATRIC DEVELOPMENTAL RED FLAGS

30 Commonly Used Words:
brak kontaktu wzrokowego - lack of eye contact
nie reaguje na dźwięki - does not respond to sounds
nie uśmiecha się - does not smile
nie gaworzy - does not babble
nie wskazuje palcem - does not point
nie naśladuje gestów - does not imitate gestures
nie mówi pojedynczych słów - does not say single words
opóźniony rozwój mowy - delayed speech development
nie rozumie prostych poleceń - does not understand simple commands
nie nawiązuje kontaktu - does not engage socially
nie bawi się "na niby" - does not engage in pretend play
nie interesuje się innymi dziećmi - not interested in other children
trudności z chwytaniem przedmiotów - difficulty grasping objects
nie siada samodzielnie - does not sit independently
nie raczkuje - does not crawl
nie chodzi - does not walk
nietypowy chód - atypical gait
słabe napięcie mięśniowe - low muscle tone (hypotonia)
wzmożone napięcie mięśniowe - high muscle tone (hypertonia)
częste upadki - frequent falls

trudności z samodzielnym jedzeniem - difficulty self-feeding
trudności z przeżuwaniem - difficulty chewing
brak reakcji na ból - lack of reaction to pain
nadwrażliwość na dźwięki - hypersensitivity to sounds
nadwrażliwość na dotyk - hypersensitivity to touch
nietypowe zachowania - unusual behaviors
stereotypie - stereotypies (repetitive movements)
utrata umiejętności - loss of skills
brak postępów - lack of progress
niepokój rodziców - parental concern

Simple Sentences:
Dziecko nie reaguje na swoje imię.
The child does not respond to their name.
Dwuletnie dziecko nie mówi "mama" ani "tata".
The two-year-old child does not say "mama" or "tata".
Dziecko unika patrzenia w oczy.
The child avoids looking into eyes.
Dziecko nie potrafi samodzielnie stać w wieku 12 miesięcy.
The child cannot stand independently at 12 months of age.
Dziecko często chodzi na palcach.
The child often walks on tiptoes.
Dziecko nie bawi się z rówieśnikami.
The child does not play with peers.
Dziecko stale macha rękami.
The child constantly flaps their hands.
Dziecko ma trudności z trzymaniem łyżeczki.
The child has difficulty holding a spoon.
Dziecko bardzo źle znosi głośne dźwięki.
The child tolerates loud sounds very poorly.
Rodzice są zaniepokojeni brakiem postępów.
The parents are concerned about the lack of progress.

5 Conversations:

Pielęgniarka: Pani Doktor, mama jest zaniepokojona, bo 18-miesięczny synek nie mówi żadnych słów.

Lekarz: Rozumiem. To ważna czerwona flaga. Sprawdźmy jego słuch i rozwój społeczny.
Pielęgniarka: Tak, od razu umówię badania.
Nurse: Doctor, the mother is concerned because her 18-month-old son doesn't say any words.
Doctor: I understand. That's an important red flag. Let's check his hearing and social development.
Nurse: Yes, I'll schedule the tests right away.

Lekarz: Jak Pani ocenia rozwój ruchowy córeczki? Czy już chodzi?
Mama: Nie, ma 16 miesięcy i jeszcze nie chodzi samodzielnie, tylko przy meblach. I nie raczkowała wcale.
Lekarz: Hmm, brak raczkowania i opóźnienie w chodzeniu to czerwone flagi. Zbadamy napięcie mięśniowe.
Doctor: How do you assess your daughter's motor development? Is she walking yet?
Mother: No, she is 16 months old and still doesn't walk independently, only while holding onto furniture. And she never crawled.
Doctor: Hmm, lack of crawling and delayed walking are red flags. We will examine her muscle tone.

Pielęgniarka: Zauważyłam, że to półtoraroczne dziecko w ogóle nie wskazuje palcem na zabawki.
Lekarz: Rzeczywiście, brak wskazywania jest czerwoną flagą dla rozwoju społecznego i komunikacji. Obserwujmy też kontakt wzrokowy.
Pielęgniarka: Kontakt wzrokowy też jest bardzo słaby.
Nurse: I noticed that this one-and-a-half-year-old child doesn't point at toys at all.
Doctor: Indeed, lack of pointing is a red flag for social and communication development. Let's also observe eye contact.
Nurse: Eye contact is also very poor.

Lekarz: Czy synek bawi się "na niby", np. karmi misia?
Mama: Nie, w ogóle się tak nie bawi. Wolniutko też rozwija

mowę.
Lekarz: Brak zabawy symbolicznej w połączeniu z opóźnioną mową to poważne czerwone flagi. Potrzebna konsultacja specjalistyczna.
Doctor: Does your son engage in pretend play, for example, feeding a teddy bear?
Mother: No, he doesn't play like that at all. His speech is also developing very slowly.
Doctor: Lack of symbolic play combined with delayed speech are serious red flags. A specialist consultation is needed.

Rehabilitant: Panie Doktorze, u tego niemowlęcia obserwuję wzmożone napięcie mięśniowe w nogach i bardzo słabe w tułowiu.
Lekarz: To znacząca czerwona flaga motoryczna. Czy są jeszcze inne niepokojące objawy?
Rehabilitant: Tak, dziecko słabo kontroluje głowę i nie próbuje się przewracać na brzuch.
Physiotherapist: Doctor, I observe increased muscle tone in the legs and very low tone in the torso in this infant.
Doctor: That's a significant motor red flag. Are there any other concerning symptoms?
Physiotherapist: Yes, the child has poor head control and isn't trying to roll over onto their stomach.

Short Story:

Pani Maria przyprowadziła rocznego Jasia na kontrolę rozwojową. Pielęgniarka zauważyła, że Jaś nie utrzymuje kontaktu wzrokowego. Nie reagował też, gdy wołały go po imieniu. Mama potwierdziła, że Jaś jeszcze nie mówi "mama" ani "tata" i nie wskazuje palcem. Lekarz zbadał chłopca. Stwierdził słabe napięcie mięśniowe. Wszystko to były czerwone flagi. Lekarz skierował Jasia na pilne badania słuchu i do specjalisty od rozwoju dziecka. Wyjaśnił mamie, że wczesna interwencja jest bardzo ważna.

Ms. Maria brought one-year-old Jas for a developmental check-up. The nurse noticed that Jas did not maintain eye contact. He also didn't respond when called by his name. The mother confirmed that Jas doesn't say "mama" or "tata" yet and doesn't point with his finger. The doctor examined the boy. He diagnosed low muscle tone. All of these were red flags. The doctor referred Jas for urgent hearing tests and to a child development specialist. He explained to the mother that early intervention is very important.

GERIATRIC SYNDROMES

30 Words:
starość - old age
starość podeszła - advanced old age
zespół geriatryczny - geriatric syndrome
otępienie - dementia
delirium - delirium
upadki - falls
nietrzymanie moczu - urinary incontinence
nietrzymanie stolca - fecal incontinence
odleżyny - pressure ulcers
słabość - weakness (frailty context)
kruchość - frailty
sarkopenia - sarcopenia
osteoporoza - osteoporosis
ból przewlekły - chronic pain
depresja - depression
izolacja społeczna - social isolation
niedożywienie - malnutrition
polipragmazja - polypharmacy
zaburzenia równowagi - balance disorders
zawroty głowy - dizziness
niedosłuch - hearing loss
niedowidzenie - visual impairment
bezsenność - insomnia
dezorientacja - disorientation
apatia - apathy

agresja - aggression
zaparcia - constipation
odwodnienie - dehydration
nietolerancja ortostatyczna - orthostatic intolerance
niewydolność wielonarządowa - multi-organ failure

Simple Sentences:
Pacjentka ma otępienie typu Alzheimera.
The patient has Alzheimer's dementia.
Delirium często pojawia się po operacji u osób starszych.
Delirium often appears after surgery in older people.
Częste upadki wymagają oceny ryzyka.
Frequent falls require a risk assessment.
Nietrzymanie moczu utrudnia codzienne życie.
Urinary incontinence makes daily life difficult.
Proszę sprawdzić skórę pod kątem odleżyn.
Please check the skin for pressure ulcers.
Kruchość zwiększa ryzyko hospitalizacji.
Frailty increases the risk of hospitalization.
Sarkopenia oznacza utratę masy mięśniowej.
Sarcopenia means loss of muscle mass.
Osteoporoza predysponuje do złamań.
Osteoporosis predisposes to fractures.
Depresja u seniorów może być nietypowa.
Depression in seniors can be atypical.
Polipragmazja może powodować działania niepożądane.
Polypharmacy can cause side effects.

5 Conversations:
Pielęgniarka: Pani Janino, czy czuje się Pani dziś bardziej zdezorientowana? Była Pani niespokojna w nocy.
Pacjentka: Tak, trochę... Nie wiem, gdzie jestem. To dziwne miejsce.
Lekarz: To może być delirium. Sprawdzimy infekcję i leki.
(Nurse: Mrs. Janina, do you feel more confused today? You were restless at night.

Patient: Yes, a bit... I don't know where I am. This is a strange place.
Doctor: This might be delirium. We will check for infection and medications.)

Fizjoterapeuta: Panie Kazimierzu, widzę, że ma Pan nowy chodzik. Czy ćwiczy Pan z nim codziennie?
Pacjent: Staram się, ale boję się upaść, szczególnie w łazience.
Fizjoterapeuta: Rozumiem. Omówimy środki bezpieczeństwa w domu, np. poręcze.
(Physiotherapist: Mr. Kazimierz, I see you have a new walker. Do you practice with it every day?
Patient: I try, but I'm afraid of falling, especially in the bathroom.
Physiotherapist: I understand. We will discuss home safety measures, like grab bars.)

Lekarz: Pani Krystyno, przyjmuje Pani aż 12 leków. Czy zdarza się Pani pominąć dawki?
Pacjentka: Czasami, to takie skomplikowane... I czuję się słabo po niektórych.
Lekarz: Zrobimy przegląd leków. Być może niektóre nie są już potrzebne.
(Doctor: Mrs. Krystyna, you are taking as many as 12 medications. Do you ever miss doses?
Patient: Sometimes, it's so complicated... And I feel weak after some of them.
Doctor: We will do a medication review. Perhaps some are no longer needed.)

Pielęgniarka: Panie Henryku, czy ma Pan jeszcze ochotę na spotkania z przyjaciółmi z klubu?
Pacjent: Nie... Wszyscy odeszli albo chorują. Po co wychodzić?
Pielęgniarka: To ważne. Izolacja może prowadzić do smutku. Porozmawiajmy o tym.
(Nurse: Mr. Henryk, do you still feel like meeting your friends from the club?
Patient: No... Everyone has passed away or is ill. Why go out?

Nurse: It's important. Isolation can lead to sadness. Let's talk about it.)

Lekarz: Wyniki wskazują na znaczną utratę masy mięśniowej - sarkopenię.
Pacjentka: To dlatego tak trudno mi wstać z krzesła? Co mogę zrobić?
Lekarz: Skoncentrujemy się na diecie bogatej w białko i bezpiecznych ćwiczeniach siłowych.
(Doctor: The results indicate significant loss of muscle mass - sarcopenia.
Patient: Is that why it's so hard for me to get up from the chair? What can I do?
Doctor: We will focus on a protein-rich diet and safe strength exercises.)

Short Story:
Pani Maria, lat 85, trafiła do szpitala z powodu złamania biodra po upadku. Lekarz zauważył lekką dezorientację – możliwe delirium. Pielęgniarka sprawdziła skórę, szukając odleżyn. Badanie wykazało również znaczną kruchość i objawy depresji. Dietetyk zalecił dietę bogatą w białko z powodu niedożywienia i ryzyka sarkopenii. Zespół geriatryczny zaplanował kompleksową rehabilitację i wsparcie po wypisie.
(Mrs. Maria, 85 years old, was admitted to the hospital due to a hip fracture after a fall. The doctor noticed slight disorientation – possible delirium. The nurse checked the skin for pressure ulcers. The examination also revealed significant frailty and symptoms of depression. The dietitian recommended a protein-rich diet due to malnutrition and risk of sarcopenia. The geriatric team planned comprehensive rehabilitation and support after discharge.)

PSYCHIATRIC CRISES

30 Psychiatric Crisis Terms in Polish with English Translations

agresja - aggression
bezsenność - insomnia
depresja - depression
dezorientacja - disorientation
diagnoza - diagnosis
dysforia - dysphoria
epidemia - epidemic
halucynacje - hallucinations
hipomania - hypomania
hospitalizacja - hospitalization
izolacja - seclusion
kryzys - crisis
leki - medication
lęk - anxiety
mania - mania
maniakalny - manic
napad paniki - panic attack
nadmierne pobudzenie - extreme agitation
niepokój - restlessness
objawy - symptoms
ocena ryzyka - risk assessment
odurzenie - intoxication
pobudzenie - agitation
pomoc - help
przymusowe leczenie - involuntary treatment
psychoza - psychosis
ryzyko samobójstwa - suicide risk
samookaleczenie - self-harm

stabilizacja - stabilization
zaburzenia lękowe - anxiety disorders
zagrożenie życia - life threat
zachowania samobójcze - suicidal behavior

Simple Sentences Relating to Psychiatric Crises
Pacjent jest bardzo pobudzony.
The patient is very agitated.

Ona ma silne halucynacje wzrokowe.
She has strong visual hallucinations.

On mówi o samobójstwie.
He is talking about suicide.

Czy jest ryzyko agresji?
Is there a risk of aggression?

Potrzebna jest pilna interwencja.
Urgent intervention is needed.

Jej stan psychiczny się pogorszył.
Her mental state has worsened.

Czy pacjent jest zagrożeniem dla siebie?
Is the patient a danger to themselves?

Należy ocenić ryzyko samobójstwa.
Suicide risk needs to be assessed.

Pacjentka ma napad paniki.
The patient is having a panic attack.

Potrzebna jest hospitalizacja.
Hospitalization is needed.

5 Conversations about Psychiatric Crises (3 lines each)

Rozmowa 1
Pielęgniarko, pacjent w sali 3 jest bardzo niespokojny i krzyczy.
Nurse, the patient in room 3 is very restless and shouting.

Sprawdź, czy nie zrobi sobie krzywdy. Zadzwoń po lekarza.
Check if he might hurt himself. Call the doctor.
Tak jest, już dzwonię.
Yes, I'm calling now.

Rozmowa 2
Czy pacjentka przyjęła dziś leki?
Did the patient take her medication today?
Nie, odmówiła. Jest zdezorientowana i płacze.
No, she refused. She is disoriented and crying.
Zróbmy ocenę ryzyka samookaleczeń natychmiast.
Let's do a self-harm risk assessment immediately.

Rozmowa 3
Pacjent zgłasza, że słyszy głosy nakazujące mu skrzywdzić kogoś.
The patient reports hearing voices telling him to hurt someone.
Czy jest agresywny w tej chwili?
Is he aggressive right now?
Nie, ale jest bardzo przestraszony i pobudzony. Potrzebna izolacja?
No, but he is very frightened and agitated. Is seclusion needed?

Rozmowa 4
Stan pacjenta z depresją się pogorszył. Nie wstaje z łóżka.
The depressed patient's condition has worsened. He won't get out of bed.
Czy mówił o samobójstwie?
Has he talked about suicide?
Tak, powiedział, że nie widzi sensu życia. Zwiększamy obserwację.
Yes, he said he sees no point in life. We are increasing observation.

Rozmowa 5
Mamy zgłoszenie: młody mężczyzna, podejrzenie odurzenia, zachowania agresywne.

We have a report: young male, suspected intoxication, aggressive behavior.
Przygotujcie salę izolacyjną i lek uspokajający.
Prepare the seclusion room and a sedative.
Zespół interwencyjny jest w drodze.
The intervention team is on the way.

Short Story

Pacjentka trafiła na ostry dyżur psychiatryczny po próbie samobójczej. Była bardzo pobudzona i płakała. Lekarz szybko przeprowadził ocenę ryzyka. Stwierdzono wysokie ryzyko samobójstwa i potrzebę pilnej hospitalizacji. Pielęgniarka podała lek uspokajający. Pacjentka została przyjęta na oddział, gdzie rozpoczęto leczenie depresji i zapewniono stałą obserwację. Jej stan powoli się stabilizował.

Translation

A patient arrived at the psychiatric emergency department after a suicide attempt. She was very agitated and crying. The doctor quickly conducted a risk assessment. High suicide risk and the need for urgent hospitalization were determined. The nurse administered a sedative. The patient was admitted to the ward, where treatment for depression was started and constant observation was provided. Her condition slowly stabilized.

OBSTETRIC COMPLICATIONS

Polish Obstetric Complications Vocabulary
poród przedwczesny - preterm labor
stan przedrzucawkowy - preeclampsia
rzucawka - eclampsia
krwotok poporodowy - postpartum hemorrhage
łożysko przodujące - placenta previa
odklejenie łożyska - placental abruption
zatrucie ciążowe - gestational hypertension (common term for preeclampsia)
cukrzyca ciążowa - gestational diabetes
niedotlenienie płodu - fetal hypoxia
dystocja barkowa - shoulder dystocia
zakażenie wewnątrzmaciczne - intrauterine infection
wewnątrzmaciczne ograniczenie wzrostu płodu - intrauterine growth restriction (IUGR)
makrosomia płodu - fetal macrosomia
wielowodzie - polyhydramnios
małowodzie - oligohydramnios
niewydolność łożyska - placental insufficiency
pęknięcie macicy - uterine rupture
zatrzymanie akcji porodowej - arrested labor
niedokrwistość w ciąży - anemia in pregnancy
cholestaza ciężarnych - cholestasis of pregnancy
niedociśnienie - hypotension
nadciśnienie - hypertension
bradykardia płodu - fetal bradycardia

tachykardia płodu - fetal tachycardia
nieprawidłowe ułożenie płodu - abnormal fetal position
ciąża ektopowa - ectopic pregnancy
poronienie - miscarriage
poród zatrzymany - obstructed labor
zakrzepica żylna - venous thrombosis
zatorowość płucna - pulmonary embolism

Simple Polish Sentences & Translations
Pacjentka ma bardzo wysokie ciśnienie krwi.
The patient has very high blood pressure.

Lekarz podejrzewa stan przedrzucawkowy.
The doctor suspects preeclampsia.

Kobieta ma silne krwawienie z dróg rodnych.
The woman has heavy bleeding from the birth canal.

Płód ma zbyt wolne tętno.
The fetus has a too slow heart rate.

Potrzebne jest pilne cięcie cesarskie.
An emergency cesarean section is needed.

Łożysko odkleiło się przed porodem.
The placenta detached before delivery.

Ciężarna ma swędzącą skórę na brzuchu.
The pregnant woman has itchy skin on her abdomen.

Położna sprawdza ilość wód płodowych.
The midwife checks the amount of amniotic fluid.

W badaniu USG płód jest za mały.
On the ultrasound scan, the fetus is too small.

Pacjentka skarży się na silny ból brzucha.
The patient complains of severe abdominal pain.

5 Conversations in Polish & English

Położna: Pani doktor, pacjentka w sali 3 ma bardzo silny ból głowy i zaburzenia widzenia.
Lekarz: Sprawdźmy natychmiast ciśnienie krwi i badanie moczu na białko. To może być stan przedrzucawkowy.
Położna: Tak jest, doktorze. Wyniki będą za 10 minut.
(Midwife: Doctor, the patient in room 3 has a very severe headache and visual disturbances. Doctor: Let's check her blood pressure and urine for protein immediately. This could be preeclampsia. Midwife: Yes, doctor. The results will be ready in 10 minutes.)

Lekarz rezydent: Pacjentka po porodzie nadal ma obfite krwawienie. Podaliśmy oksytocynę, ale efekt jest słaby.
Ordynator: Przygotuj dodatkowe leki uterotoniczne i zacznij masować dno macicy. To krwotok poporodowy.
Lekarz rezydent: Rozumiem. Wzywam też anestezjologa na ewentualność interwencji.
(Resident Doctor: The patient postpartum is still bleeding heavily. We gave oxytocin, but the effect is weak. Head of Department: Prepare additional uterotonic drugs and start uterine massage. This is postpartum hemorrhage. Resident Doctor: Understood. I'm also calling the anesthesiologist in case of intervention.)

Położna: Monitor KTG pokazuje spadki tętna płodu po skurczu.
Lekarz: To deceleracje późne. Zmień pozycję pacjentki na lewy bok i podaj tlen. Sprawdźmy też czy szyjka postępuje.
Położna: Tak, doktorze. Tętno płodu poprawia się nieznacznie.
(Midwife: The CTG monitor shows drops in the fetal heart rate after the contraction. Doctor: Those are late decelerations. Change the patient's position to left lateral and give oxygen. Let's also check if the cervix is progressing. Midwife: Yes, doctor. The fetal heart rate is improving slightly.)

Pacjentka: Czy to normalne, że moje dłonie i stopy są tak bardzo opuchnięte?

Położna: Obrzęk może występować, ale proszę też zmierzyć ciśnienie. Musimy wykluczyć zatrucie ciążowe. Czy ma Pani ból głowy?
Pacjentka: Tak, trochę boli mnie głowa od rana.
(Patient: Is it normal that my hands and feet are so swollen? Midwife: Swelling can occur, but please also measure your blood pressure. We need to rule out preeclampsia. Do you have a headache? Patient: Yes, my head has been aching a bit since morning.)

Lekarz: Wynik testu obciążenia glukozą jest nieprawidłowy. Ma Pani cukrzycę ciążową.
Pacjentka: Ojej! Czy to groźne dla dziecka? Co teraz robić?
Lekarz: Konieczna jest dieta i kontrola poziomu cukru. Często wystarcza to do bezpiecznego donoszenia ciąży. Umówimy Panią do diabetologa.
(Doctor: The glucose tolerance test result is abnormal. You have gestational diabetes. Patient: Oh dear! Is it dangerous for the baby? What do we do now? Doctor: A diet and blood sugar control are necessary. Often this is enough for a safe full-term pregnancy. We will make an appointment for you with a diabetologist.)

Short Story in Polish & English

Pani Anna trafiła na izbę przyjęć z silnym bólem brzucha i krwawieniem. Była w 32 tygodniu ciąży. Jej ciśnienie krwi było bardzo wysokie, a w moczu było dużo białka. Lekarz rozpoznał ciężki stan przedrzucawkowy. Podano jej leki obniżające ciśnienie i siarczan magnezu, aby zapobiec drgawkom. Ze względu na zagrożenie życia matki i dziecka, wykonano pilne cięcie cesarskie. Noworodek wymagał pomocy neonatologa, ale stan mamy i dziecka stopniowo się poprawiał.
(Mrs. Anna arrived at the emergency room with severe abdominal pain and bleeding. She was at 32 weeks of pregnancy. Her blood pressure was very high, and there was a lot of protein in her urine. The doctor diagnosed severe preeclampsia.

She was given medication to lower her blood pressure and magnesium sulfate to prevent seizures. Due to the threat to the life of the mother and child, an emergency cesarean section was performed. The newborn required help from a neonatologist, but the condition of both mother and baby gradually improved.)

CARDIAC INTERVENTIONS

30 Commonly Used Cardiac Intervention Words:
zawał - heart attack
stent - stent
angioplastyka - angioplasty
tętnic wieńcowych - coronary arteries
niedokrwienie - ischemia
kardiolog - cardiologist
zabieg - procedure
cewnik - catheter
balon - balloon
zwężenie - stenosis
zakrzep - thrombus/blood clot
miażdżyca - atherosclerosis
kontrola - check-up/follow-up
EKG - ECG/EKG
ciśnienie krwi - blood pressure
cholesterol - cholesterol
leki przeciwzakrzepowe - anticoagulants/blood thinners
pomostowanie aortalno-wieńcowe - coronary artery bypass grafting (CABG)
arytmia - arrhythmia
zastawka - valve
wymiana zastawki - valve replacement
przezskórna - percutaneous
tętno - pulse
niewydolność serca - heart failure

wziernikowanie - angiography
tętniczo - arterial
żylnie - venous
udar - stroke
rehabilitacja kardiologiczna - cardiac rehabilitation
rozrusznik serca - pacemaker

Simple Sentences:
Pacjent ma silny ból w klatce piersiowej.
The patient has severe chest pain.
Lekarz zalecił pilną angioplastykę.
The doctor recommended urgent angioplasty.
Po zabiegu stentowania czuje się lepiej.
He feels better after the stenting procedure.
Trzeba monitorować ciśnienie krwi.
Blood pressure needs to be monitored.
Bierze leki przeciwzakrzepowe codziennie.
He takes anticoagulants daily.

5 Short Conversations:

Lekarz: Widzimy zwężenie w prawej tętnicy wieńcowej. Proponujemy angioplastykę z implantacją stentu.
Pacjent: Czy to zabieg bezpieczny? Kiedy możemy to zrobić?
Lekarz: To standardowa procedura. Zaplanujemy ją na jutro rano.
Doctor: We see a narrowing in the right coronary artery. We propose angioplasty with stent implantation.
Patient: Is this procedure safe? When can we do it?
Doctor: It's a standard procedure. We will schedule it for tomorrow morning.

Pielęgniarka: Proszę podpisać zgodę na zabieg cewnikowania serca.
Pacjentka: Czy będę przytomna podczas tego badania?
Pielęgniarka: Dostanie Pani leki uspokajające, ale będzie Pani obudzona.

Nurse: Please sign the consent form for the cardiac catheterization procedure.
Patient: Will I be awake during this test?
Nurse: You will receive sedatives, but you will be awake.

Kardiolog 1: Wyniki EKG wskazują na świeży zawał dolny.
Kardiolog 2: Pacjent wymaga natychmiastowej interwencji w pracowni hemodynamicznej. Przygotujmy zespół.
Kardiolog 1: Zgadza się. Alarmuję personel.
Cardiologist 1: The ECG results indicate a fresh inferior heart attack.
Cardiologist 2: The patient requires immediate intervention in the cath lab. Let's prepare the team.
Cardiologist 1: Agreed. I'm alerting the staff.

Pielęgniarka: Po zabiegu musi Pan leżeć płasko przez kilka godzin. Nie wolno zginać nogi w pachwinie.
Pacjent: Rozumiem. Kiedy będę mógł wstać?
Pielęgniarka: Lekarz oceni to wieczorem, po kontrolnym badaniu.
Nurse: After the procedure, you must lie flat for a few hours. You cannot bend your leg at the groin.
Patient: I understand. When will I be able to get up?
Nurse: The doctor will assess that this evening after a check-up examination.

Technik: Proszę wstrzymać oddech na chwilę. Robimy zdjęcie podczas wstrzykiwania kontrastu.
Pacjent: Dobrze. Wstrzymuje oddech.
Technik: Dziękuję. Już koniec. Widzimy tętnice bardzo dobrze.
Technician: Please hold your breath for a moment. We are taking a picture while injecting the contrast.
Patient: Okay. Holds breath.
Technician: Thank you. It's done. We can see the arteries very well.

Short Story:

Pan Jan miał silny ból w klatce piersiowej. Pogotowie zabrało go do szpitala. Badanie EKG pokazało zawał serca. Kardiolog wykonał pilną angioplastykę. Przez tętnicę w nodze wprowadził cewnik z balonikiem i stentem do chorej tętnicy wieńcowej. Balonik poszerzył zwężenie, a stent podtrzymuje otwartą tętnicę. Pan Jan czuje się już znacznie lepiej. Za dwa dni wyjdzie do domu i rozpocznie rehabilitację kardiologiczną. Musi też brać leki przeciwzakrzepowe i kontrolować cholesterol.
Mr. Jan had severe chest pain. The ambulance took him to the hospital. The ECG showed a heart attack. The cardiologist performed urgent angioplasty. Through an artery in his leg, he introduced a catheter with a small balloon and a stent into the diseased coronary artery. The balloon widened the narrowing, and the stent keeps the artery open. Mr. Jan feels much better now. He will go home in two days and start cardiac rehabilitation. He also has to take anticoagulants and control his cholesterol.

NEUROLOGICAL ASSESSMENTS

Neurological Assessment Vocabulary
przytomność - consciousness
orientacja - orientation
pamięć - memory
mowa - speech
rozumienie - understanding
czucie - sensation
ból - pain
temperatura - temperature
wibracje - vibrations
pozycja - position
siła mięśniowa - muscle strength
napięcie mięśniowe - muscle tone
odruch - reflex
odruch kolanowy - knee reflex
odruch ze ścięgna Achillesa - ankle reflex
odruch ramienno-promieniowy - brachioradialis reflex
odruch Babińskiego - Babinski reflex
koordynacja - coordination
chód - gait
równowaga - balance
drżenie - tremor
oczopląs - nystagmus
pole widzenia - visual field
źrenice - pupils
reakcja na światło - reaction to light

nerwy czaszkowe - cranial nerves
ból głowy - headache
zawroty głowy - dizziness
nudności - nausea
wymioty - vomiting

Simple Sentences
Lekarz sprawdza przytomność pacjenta.
The doctor checks the patient's consciousness.
Czy pacjent jest dobrze zorientowany?
Is the patient well oriented?
Proszę podnieść obie ręce do góry.
Please raise both arms up.
Dotknij palcem swojego nosa.
Touch your finger to your nose.
Sprawdzam odruchy młoteczkiem neurologicznym.
I am checking reflexes with a reflex hammer.
Proszę spojrzeć w moją latarkę.
Please look into my penlight.
Czy czuje pan/pani dotyk na skórze?
Do you feel the touch on your skin?
Proszę powtórzyć proste zdanie.
Please repeat a simple sentence.
Czy ma pan/pani zawroty głowy?
Do you have dizziness?
Oceniam chód pacjenta.
I am assessing the patient's gait.

Conversations
Pielęgniarka: Panie doktorze, pacjentka skarży się na silny ból głowy i nudności.
Lekarz: Hmm, dobrze. Sprawdzę jej ciśnienie i odruchy źreniczne. Czy zgłasza też zaburzenia widzenia?
Pielęgniarka: Na razie nie, ale ma wyraźny oczopląs.
Nurse: Doctor, the patient complains of a severe headache and nausea.

Doctor: Hmm, okay. I will check her blood pressure and pupillary reflexes. Does she also report visual disturbances?
Nurse: Not yet, but she has obvious nystagmus.

Lekarz: Proszę stanąć, zamknąć oczy i dotknąć palcem wskazującym czubka nosa. Najpierw prawą ręką, potem lewą.
Pacjent: (Próbuje wykonać) Trochę się chyba chwieję, doktorze.
Lekarz: Tak, widzę lekkie zaburzenia koordynacji po lewej stronie. Proszę usiąść.
Doctor: Please stand up, close your eyes, and touch the tip of your nose with your index finger. First with your right hand, then with your left.
Patient: (Tries to perform) I think I'm a bit unsteady, doctor.
Doctor: Yes, I see mild coordination problems on the left side. Please sit down.

Lekarz: Czy pamięta pan, jak się nazywa i gdzie jesteśmy?
Pacjent: Nazywam się Jan Kowalski... a miejsce? Hmm... jesteśmy w szpitalu, tak?
Lekarz: Tak, w szpitalu. A czy pamięta pan, jaki mamy dziś dzień tygodnia?
Doctor: Do you remember your name and where we are?
Patient: My name is Jan Kowalski... and the place? Hmm... we are in the hospital, right?
Doctor: Yes, in the hospital. And do you remember what day of the week it is today?

Rezydent: Pacjent nie ma odruchu Babińskiego po prawej stronie. Odruch kolanowy też jest osłabiony.
Ordynator: To wskazuje na możliwe uszkodzenie dróg piramidowych. Zlećmy pilnie rezonans magnetyczny kręgosłupa piersiowego.
Rezydent: Dobrze, już przygotowuję skierowanie.
Resident: The patient has no Babinski reflex on the right side. The knee reflex is also weakened.
Attending Physician: That indicates possible damage to the pyramidal tracts. Let's order an urgent MRI of the thoracic spine.

Resident: Okay, I'm preparing the referral now.

Pielęgniarka: Pacjent zgłasza, że nie czuje dobrze temperatury na lewej stopie. Mówi, że woda zawsze wydaje mu się chłodna.
Lekarz: Dziękuję. Sprawdzę czucie temperatury i wibracji dokładnie na kończynach dolnych. Czy zgłasza też osłabienie siły mięśniowej?
Pielęgniarka: Tak, ma trudności z uniesieniem lewej stopy.
Nurse: The patient reports not feeling temperature well on his left foot. He says water always feels cool to him.
Doctor: Thank you. I will check temperature and vibration sensation carefully on the lower limbs. Does he also report muscle weakness?
Nurse: Yes, he has difficulty lifting his left foot.

Short Story
Pacjent trafia na ostry dyżur po upadku. Jest przytomny, ale zdezorientowany. Lekarz szybko sprawdza jego orientację i reakcję źrenic na światło. Następnie bada siłę mięśniową rąk i nóg oraz odruchy. Pacjent skarży się na nudności i zawroty głowy. Lekarz zleca pilną tomografię komputerową głowy, aby wykluczyć krwawienie.
Patient arrives at the emergency room after a fall. He is conscious but disoriented. The doctor quickly checks his orientation and pupillary reaction to light. Then he examines muscle strength in the arms and legs and reflexes. The patient complains of nausea and dizziness. The doctor orders an urgent head CT scan to rule out bleeding.

ONCOLOGY TREATMENTS

Oncology Treatment Vocabulary
chemioterapia - chemotherapy
radioterapia - radiotherapy
immunoterapia - immunotherapy
terapia celowana - targeted therapy
terapia hormonalna - hormone therapy
chirurgia - surgery
biopsja - biopsy
nowotwór - tumor/cancer
przerzuty - metastases
remisja - remission
nawrót - recurrence
onkolog - oncologist
lekarz prowadzący - attending physician
pielęgniarka onkologiczna - oncology nurse
protokół leczenia - treatment protocol
cykl leczenia - treatment cycle
dawka - dose
efekty uboczne - side effects
nudności - nausea
wymioty - vomiting
zmęczenie - fatigue
ból - pain
neutropenia - neutropenia
przeszczep komórek macierzystych - stem cell transplant
badanie kliniczne - clinical trial

leczenie paliatywne - palliative care
konsultacja - consultation
badanie kontrolne - follow-up exam
morfologia - complete blood count (CBC)
tomografia komputerowa - computed tomography (CT) scan

Simple Sentences
Pacjent otrzymuje chemioterapię.
The patient is receiving chemotherapy.
Radioterapia trwa kilka minut.
Radiotherapy lasts a few minutes.
Lekarz omawia plan leczenia.
The doctor discusses the treatment plan.
Pielęgniarka podaje leki.
The nurse administers the medication.
Immunoterapia wzmacnia układ odpornościowy.
Immunotherapy strengthens the immune system.
Terapia celowana działa na określone komórki.
Targeted therapy acts on specific cells.
Monitorujemy efekty uboczne.
We are monitoring the side effects.
Wystąpiły nudności po chemii.
Nausea occurred after chemo.
Badanie krwi sprawdzi morfologię.
The blood test will check the CBC.
Tomografia oceni guza.
The CT scan will assess the tumor.
Pacjent jest w remisji.
The patient is in remission.
Nawrót wymaga nowego leczenia.
Recurrence requires new treatment.
Konsultacja onkologiczna jest jutro.
The oncology consultation is tomorrow.
Leczenie paliatywne łagodzi objawy.
Palliative care alleviates symptoms.
Badanie kontrolne za trzy miesiące.

Follow-up exam in three months.

Conversations
Pielęgniarka: Proszę usiąść, podaję teraz chemioterapię.
Pacjent: Czy to będzie bolało?
Pielęgniarka: Nie, wkłucie może chwilę szczypać, ale samo podawanie nie boli.
Nurse: Please sit down, I'm administering the chemotherapy now.
Patient: Will it hurt?
Nurse: No, the needle prick might sting briefly, but the infusion itself doesn't hurt.

Lekarz: Wyniki TK pokazują zmniejszenie guza. To dobra reakcja na terapię.
Pacjent: Czy to znaczy, że remisja?
Lekarz: Tak, jesteśmy w remisji. Kontynuujemy leczenie podtrzymujące.
Doctor: The CT results show the tumor has shrunk. That's a good response to therapy.
Patient: Does that mean remission?
Doctor: Yes, we are in remission. We will continue maintenance treatment.

Pacjent: Czuję się bardzo zmęczony po radioterapii.
Onkolog: To częsty efekt uboczny. Proszę dużo odpoczywać i pić wodę.
Pacjent: Dziękuję, postaram się.
Patient: I feel very tired after radiotherapy.
Oncologist: That's a common side effect. Please rest a lot and drink water.
Patient: Thank you, I will try.

Pielęgniarka: Proszę zgłosić wszelkie wymioty lub gorączkę powyżej 38°C.
Pacjent: A jeśli ból się nasili?
Pielęgniarka: Wtedy też proszę natychmiast dzwonić do

poradni.
Nurse: Please report any vomiting or fever above 38°C.
Patient: And if the pain gets worse?
Nurse: Then please call the clinic immediately too.

Lekarz: Proponujemy udział w badaniu klinicznym nowej immunoterapii.
Pacjent: Czy to bezpieczne?
Lekarz: Omówimy dokładnie protokół i wszystkie potencjalne ryzyka przed decyzją.
Doctor: We suggest participating in a clinical trial for a new immunotherapy.
Patient: Is it safe?
Doctor: We will discuss the protocol and all potential risks in detail before you decide.

Short Story
Pani Maria ma nowotwór piersi. Onkolog zaleca chemioterapię przed operacją. Podczas pierwszego cyklu Pani Maria ma nudności i duże zmęczenie. Pielęgniarka podaje leki przeciwwymiotne i wyjaśnia, jak radzić sobie ze zmęczeniem. Po kilku cyklach guz wyraźnie się zmniejsza. Lekarz planuje teraz zabieg chirurgiczny. Pani Maria ma nadzieję na pełną remisję. Regularne badania kontrolne są bardzo ważne.

Translation:
Mrs. Maria has breast cancer. The oncologist recommends chemotherapy before surgery. During the first cycle, Mrs. Maria has nausea and severe fatigue. The nurse gives her anti-nausea medication and explains how to manage the fatigue. After several cycles, the tumor has shrunk significantly. The doctor now plans the surgical procedure. Mrs. Maria hopes for a full remission. Regular follow-up examinations are very important.

REHAB EQUIPMENT

30 Commonly Used Words:
wózek inwalidzki - wheelchair
kule łokciowe - elbow crutches
kule pachowe - axillary crutches
balkonik - walker (rollator)
laska - cane
podpórka - standing frame
poręcze równoległe - parallel bars
piłka rehabilitacyjna - therapy ball
taśma oporowa - resistance band
mata do ćwiczeń - exercise mat
rower stacjonarny - stationary bike
orbitrek - elliptical trainer
bieżnia - treadmill
podnośnik pacjenta - patient lift
łóżko rehabilitacyjne - therapy bed
stół do masażu - massage table
poduszka przeciwodleżynowa - anti-decubitus cushion
szyna - splint
orteza - orthosis/brace
proteza - prosthesis
aparaty do elektroterapii - electrotherapy devices
aparaty do laseroterapii - laser therapy devices
ultradźwięki - ultrasound therapy device
masażer wibracyjny - vibration massager
rotor - continuous passive motion machine (CPM)
drabinka - ladder (wall-mounted for exercises)
step - aerobic step platform
ciężarki - dumbbells

guma thera-band - theraband
piłka lekarska - medicine ball

Simple Sentences:
Fizjoterapeuta ustawia kule łokciowe dla pacjenta.
The physiotherapist adjusts the elbow crutches for the patient.
Pacjent ćwiczy chód przy poręczach równoległych.
The patient practices walking using the parallel bars.
Proszę przynieść nową taśmę oporową z magazynu.
Please bring a new resistance band from the storage room.
Ćwiczenia na bieżni poprawiają wytrzymałość.
Exercises on the treadmill improve endurance.
Poduszka przeciwodleżynowa zapobiega odleżynom.
The anti-decubitus cushion prevents pressure sores.
Pielęgniarka przygotowuje podnośnik do transferu pacjenta.
The nurse prepares the patient lift for transfer.
Orteza stabilizuje staw kolanowy.
The orthosis stabilizes the knee joint.
Używaj balkonika dla bezpieczeństwa podczas chodzenia.
Use the walker for safety while walking.
Ultradźwięki pomagają zmniejszyć ból.
Ultrasound therapy helps reduce pain.
Rotor wspomaga ruchomość stawu po operacji.
The CPM machine supports joint mobility after surgery.

5 Conversations:

Pielęgniarko, czy pacjent na sali 3 ma odpowiednio ustawiony balkonik?
Tak, fizjoterapeuta dopasował wysokość dziś rano. Rączki są na poziomie bioder.
Dobrze, dziękuję.
Nurse, is the walker for the patient in room 3 adjusted properly?
Yes, the physiotherapist adjusted the height this morning. The handles are at hip level.
Good, thank you.

Jakie ćwiczenia z taśmą oporową polecasz na barki?
Zacznij od oporu żółtego. Wykonuj odwodzenie ramion do boku, powoli.
Rozumiem. Spróbuję z lżejszą gumą najpierw.
What resistance band exercises do you recommend for shoulders?
Start with the yellow resistance. Perform shoulder abduction to the side, slowly.
I understand. I'll try with the lighter band first.

Czy proteza już jest dopasowana?
Tak, technik ortopedyczny wykonał ostatnie poprawki. Możesz spróbować chodzić.
Świetnie, nie mogę się doczekać, żeby ją przetestować.
Is the prosthesis fitted now?
Yes, the orthotist made the final adjustments. You can try walking.
Great, I can't wait to test it.

Gdzie jest wózek inwalidzki dla pana Nowaka?
Właśnie go zabrali na rehabilitację. Jest jeszcze jeden przy windzie.
Dzięki, sprawdzę tam.
Where is the wheelchair for Mr. Nowak?
They just took it to therapy. There is another one by the elevator.
Thanks, I'll check there.

Czy ultradźwięki są bezpieczne po złamaniu?
Tak, ale tylko na niskich dawkach. Ustawię odpowiednie parametry.
Dobrze, proszę o ostrożność.
Is ultrasound therapy safe after the fracture?
Yes, but only at low doses. I will set the appropriate parameters.
Okay, please be careful.

Short Story:

Pan Kowalski miał poważny udar. Trafił na oddział rehabilitacji. Pierwszego dnia fizjoterapeuta pokazał mu poręcze równoległe. Pan Kowalski bardzo się bał, ale próbował stać z pomocą. Codziennie ćwiczył z piłką rehabilitacyjną i taśmą oporową. Po dwóch tygodniach mógł już przejść kilka kroków z balkonikiem. Był bardzo dumny ze swojej ciężkiej pracy. W końcu wrócił do domu, używając tylko laski.
Mr. Kowalski had a serious stroke. He was admitted to the rehabilitation ward. On the first day, the physiotherapist showed him the parallel bars. Mr. Kowalski was very scared, but he tried to stand with help. Every day he exercised with a therapy ball and a resistance band. After two weeks, he could already walk a few steps with a walker. He was very proud of his hard work. Finally, he returned home using only a cane.

HOSPICE MEDICATION MANAGEMENT

Słownictwo (Vocabulary):
hospicjum - hospice
lekarstwo - medicine
lek - drug/medication
recepta - prescription
podanie - administration
dawka - dose
dawkowanie - dosing/dosage
zmiana dawki - dose adjustment
ból - pain
kontrola bólu - pain control/management
objaw - symptom
leczenie objawów - symptom management
nudności - nausea
wymioty - vomiting
zaparcie - constipation
duszność - shortness of breath
lęk - anxiety
drgawki - seizures
morfina - morphine
oksykodon - oxycodone
midazolam - midazolam
haloperidol - haloperidol
diazepam - diazepam
lek przeczyszczający - laxative
doustnie - orally/oral

podskórnie - subcutaneously
dożylnie - intravenously
pompa infuzyjna - infusion pump
skutki uboczne - side effects
monitorowanie - monitoring

Proste Zdania (Simple Sentences):
Pacjent potrzebuje leku przeciwbólowego.
The patient needs pain medication.
Proszę podać morfinę podskórnie.
Please administer morphine subcutaneously.
Czy występują nudności?
Is nausea present?
Zaparcie jest częstym skutkiem ubocznym.
Constipation is a common side effect.
Monitoruj poziom bólu.
Monitor the pain level.
Zmniejszamy dawkę oksykodonu.
We are reducing the oxycodone dose.
Lekarz przepisał nowe lekarstwo na duszność.
The doctor prescribed a new medicine for shortness of breath.
Podaj lek przeczyszczający codziennie.
Administer the laxative daily.
Pompa infuzyjna zapewnia stałe podanie leku.
The infusion pump provides continuous medication administration.
Haloperidol pomaga kontrolować nudności i lęk.
Haloperidol helps control nausea and anxiety.

Dialogi (Conversations):

Pielęgniarka: Pan Nowak skarży się na nasilony ból. Proszę sprawdzić jego kartę leków.
Nurse: Mr. Nowak is complaining of increased pain. Please check his medication chart.
Lekarz: Tak, widzę. Zwiększamy dawkę morfiny o 25%.
Doctor: Yes, I see. We are increasing the morphine dose by 25%.

Pielęgniarka: Dobrze, przygotuję nową dawkę do podania podskórnego.
Nurse: Okay, I will prepare the new dose for subcutaneous administration.

Lekarz: Jak reaguje pacjentka na midazolam podany na lęk?
Doctor: How is the patient reacting to midazolam given for anxiety?
Pielęgniarka: Jest znacznie spokojniejsza, oddycha równomiernie. Żadnych wyraźnych skutków ubocznych.
Nurse: She is much calmer, breathing evenly. No noticeable side effects.
Lekarz: Doskonale. Kontynuujemy obecne dawkowanie.
Doctor: Excellent. We continue the current dosing.

Pielęgniarka dla Rodziny: Pani matka ma zaparcie. Czy podajemy jej regularnie lek przeczyszczający?
Nurse to Family: Your mother has constipation. Are we giving her the laxative regularly?
Rodzina: Tak, codziennie rano. Może potrzebna jest większa dawka?
Family: Yes, every morning. Maybe a larger dose is needed?
Pielęgniarka: Porozmawiamy z lekarzem o możliwości zmiany dawki lub leku.
Nurse: We will talk to the doctor about the possibility of changing the dose or the medication.

Pielęgniarka: Pompa infuzyjna sygnalizuje niski poziom leku. Proszę przygotować nowy worek z morfiną.
Nurse: The infusion pump is signaling low medication level. Please prepare a new bag of morphine.
Farmaceuta: Oczywiście. Jaka jest aktualna dawka i szybkość podania?
Pharmacist: Of course. What is the current dose and infusion rate?
Pielęgniarka: Dawka podstawowa 1mg/h, bolus 0.5mg na żądanie. Potrzebny worek 50mg w 50ml.

Nurse: Basal rate 1mg/h, bolus 0.5mg on demand. A 50mg in 50ml bag is needed.

Lekarz: Pacjent ma nasilone wymioty mimo podawanego haloperidolu.
Doctor: The patient has increased vomiting despite haloperidol being given.
Pielęgniarka: Czy rozważyć dodanie innego leku przeciwwymiotnego, np. metoklopramidu?
Nurse: Should we consider adding another antiemetic, e.g., metoclopramide?
Lekarz: Tak, proszę dodać metoklopramid do recepty i podawać dożylnie.
Doctor: Yes, please add metoclopramide to the prescription and administer intravenously.

Krótka Historia (Short Story):

Pani Maria była w hospicjum. Miała silny ból i duszność. Lekarz przepisał morfinę w pompie infuzyjnej podskórnie. Pielęgniarka regularnie sprawdzała poziom bólu i duszności. Pojawiło się zaparcie, więc podano silniejszy lek przeczyszczający. Gdy wystąpił lęk, podano midazolam. Dzięki starannemu zarządzaniu lekami objawy Pani Marii były dobrze kontrolowane, a ona czuła się spokojniej.

Mrs. Maria was in hospice. She had severe pain and shortness of breath. The doctor prescribed morphine in a subcutaneous infusion pump. The nurse regularly checked her pain and shortness of breath levels. Constipation occurred, so a stronger laxative was given. When anxiety appeared, midazolam was administered. Thanks to careful medication management, Mrs. Maria's symptoms were well controlled, and she felt calmer.

EHR SHORTCUTS & TEMPLATES

30 Commonly Used Words
Szablony - Templates
Skróty - Shortcuts
Dokumentacja - Documentation
Recepta - Prescription
Skierowanie - Referral
Diagnoza - Diagnosis
Historia choroby - Medical history
Badania - Tests
Wyniki - Results
Plan leczenia - Treatment plan
Notatka - Note
Podpis - Signature
Zapis - Entry
Edycja - Edit
Zapisz - Save
Wyszukaj - Search
Filtr - Filter
Pacjent - Patient
Lekarz - Physician
Pielęgniarka - Nurse
Data - Date
Czas - Time
Algorytm - Algorithm
Automatyzacja - Automation
Konfiguracja - Configuration

Personalizacja - Personalization
Formularz - Form
Raport - Report
Import - Import
Eksport - Export

Simple Sentences
Używam szablonów do szybkiego dokumentowania.
I use templates for quick documentation.

Skróty klawiszowe oszczędzają czas.
Keyboard shortcuts save time.

Zapisz zmiany w dokumentacji pacjenta.
Save changes to the patient's documentation.

Wpisz diagnozę w szablonie.
Enter the diagnosis in the template.

Wyszukaj pacjenta po nazwisku.
Search for the patient by last name.

Conversations
Czy znasz skrót do dodawania recepty?
Do you know the shortcut for adding a prescription?
Tak, naciśnij Ctrl+R.
Yes, press Ctrl+R.
Dzięki, to przyspieszy moją pracę.
Thanks, that will speed up my work.

Gdzie jest szablon skierowania?
Where is the referral template?
W folderze "Szablony" pod "Skierowania".
In the "Templates" folder under "Referrals".
Dobra, znalazłam.
Good, I found it.

Czy mogę edytować ten szablon notatki?
Can I edit this note template?

Tak, kliknij "Edycja" i zapisz zmiany.
Yes, click "Edit" and save the changes.
Perfekcyjnie, dostosuję go.
Perfect, I'll customize it.

Jak zapisać nowy szablon?
How do I save a new template?
Wybierz "Zapisz jako szablon" i nazwij go.
Select "Save as template" and name it.
Rozumiem, zrobię to teraz.
I understand, I'll do it now.

Czy skróty działają na tablecie?
Do shortcuts work on the tablet?
Tak, ale czasem trzeba użyć ikony.
Yes, but sometimes you need to use the icon.
Dziękuję, sprawdzę.
Thank you, I'll check.

Short Story
Lekarz Marek miał pilnego pacjenta. Użył skrótu, aby szybko otworzyć szablon historii choroby. Wpisał diagnozę "grypa" i dodał receptę na leki. Zapisał dokumentację i wysłał e-skierowanie do specjalisty. Dzięki szablonom zaoszczędził 10 minut.

Translation
Doctor Marek had an urgent patient. He used a shortcut to quickly open the medical history template. He entered the diagnosis "flu" and added a prescription for medication. He saved the documentation and sent an e-referral to a specialist. Thanks to templates, he saved 10 minutes.

INSURANCE CLAIM DENIALS

Polish Insurance Claim Denial Vocabulary (English Translation):

odmowa - denial
odrzucenie - rejection
roszczenie - claim
ubezpieczenie - insurance
ubezpieczyciel - insurer
pacjent - patient
lekarz - doctor
szpital - hospital
przychodnia - clinic
faktura - invoice
rachunek - bill
kod diagnozy - diagnosis code
kod procedury - procedure code
dokumentacja medyczna - medical documentation
uzasadnienie - justification, reason
brak dokumentacji - lack of documentation
błąd w dokumentacji - error in documentation
nieobjęte ubezpieczeniem - not covered by insurance
wymagana preautoryzacja - prior authorization required
limit przekroczony - limit exceeded
przedawnienie - statute of limitations expired
wniosek o odwołanie - appeal request
reklamacja - complaint, appeal
rozpatrywanie odwołania - appeal processing
decyzja końcowa - final decision

polisa - policy
zakres ubezpieczenia - insurance coverage
składka - premium
płatnik - payer
odpowiedzialność własna - co-pay, deductible

Simple Polish Sentences (English Translation):

Ubezpieczyciel odrzucił moje roszczenie.
The insurer rejected my claim.

Podano błędny kod procedury na fakturze.
The wrong procedure code was given on the invoice.

Brakowało wymaganej preautoryzacji.
The required prior authorization was missing.

Pacjent otrzymał odmowę płatności.
The patient received a payment denial.

Musimy złożyć wniosek o odwołanie od tej decyzji.
We need to file an appeal request against this decision.

3-Line Conversations (English Translation):

Rozmowa 1:
Personel: Dlaczego odrzucono to roszczenie za konsultację?
Staff: Why was this claim for the consultation rejected?
Ubezpieczyciel: Kod diagnozy był nieprecyzyjny. Potrzebujemy więcej szczegółów.
Insurer: The diagnosis code was imprecise. We need more details.
Personel: Prześlemy uzupełnioną dokumentację medyczną.
Staff: We will send the supplemented medical documentation.

Rozmowa 2:
Pacjent: Dostałem odmowę za badanie. Mówią, że nie było preautoryzacji.
Patient: I got a denial for the test. They say there was no prior authorization.

Recepcja: Sprawdzimy w systemie. Czy Pana lekarz wysłał wniosek?
Reception: We will check the system. Did your doctor send the application?
Pacjent: Tak, myślałem, że to było zrobione przed wizytą.
Patient: Yes, I thought it was done before the visit.

Rozmowa 3:
Księgowość: Ta procedura nie jest objęta polisą pacjenta.
Billing: This procedure is not covered by the patient's policy.
Lekarz: Czy na pewno? To standardowe badanie kontrolne.
Doctor: Are you sure? It's a standard check-up test.
Księgowość: Sprawdzimy dokładny zakres ubezpieczenia u ubezpieczyciela.
Billing: We will check the exact insurance coverage with the insurer.

Rozmowa 4:
Pacjent: Dlaczego muszę płacić całą kwotę? Ubezpieczenie odmówiło.
Patient: Why do I have to pay the full amount? The insurance denied it.
Personel: Limit na ten rodzaj fizjoterapii został przekroczony w tym roku.
Staff: The limit for this type of physiotherapy has been exceeded this year.
Pacjent: Rozumiem. Ile wynosi moja odpowiedzialność własna?
Patient: I understand. How much is my co-pay?

Rozmowa 5:
Asystentka: Ubezpieczyciel odrzucił roszczenie z powodu przedawnienia.
Assistant: The insurer rejected the claim due to the statute of limitations.
Kierownik: Kiedy wysłaliśmy pierwszą fakturę? Trzeba sprawdzić daty.
Manager: When did we send the first invoice? We need to check

the dates.
Asystentka: Wysłaliśmy po terminie. Musimy złożyć reklamację z wyjaśnieniem.
Assistant: We sent it late. We need to file a complaint with an explanation.

Short Story (Polish):

Pani Anna poszła do przychodni na badanie rezonansu magnetycznego (MRI) kolana. Jej lekarz uznał to za konieczne. Przychodnia wysłała fakturę do ubezpieczyciela pacjentki. Po dwóch tygodniach przyszedł list: ODMOWA. Ubezpieczyciel napisał, że brakowało szczegółowego uzasadnienia medycznego od lekarza. Pani Anna bardzo się zdenerwowała. Personel przychodni szybko poprosił lekarza o dopisanie potrzebnych informacji do dokumentacji. Następnego dnia wysłali wniosek o odwołanie od tej decyzji z pełną dokumentacją. Teraz czekają na decyzję końcową ubezpieczyciela.

English Translation:

Mrs. Anna went to the clinic for a magnetic resonance imaging (MRI) scan of her knee. Her doctor deemed it necessary. The clinic sent the invoice to the patient's insurer. After two weeks, a letter arrived: DENIAL. The insurer wrote that detailed medical justification from the doctor was missing. Mrs. Anna got very upset. The clinic staff promptly asked the doctor to add the needed information to the documentation. The next day, they sent an appeal request against this decision with the full documentation. Now they are waiting for the insurer's final decision.

INTERDISCIPLINARY ROUNDS

Słownictwo / Vocabulary
lekarz prowadzący - attending physician
pielęgniarka - nurse
fizjoterapeuta - physiotherapist
pielęgniarka koordynująca - case manager nurse
dietetyk - dietitian
farmaceuta - pharmacist
pracownik socjalny - social worker
stan pacjenta - patient's condition
leczenie - treatment
plan leczenia - treatment plan
cele - goals
wyniki badań - test results
obrazowanie - imaging (e.g., X-ray, MRI)
parametry życiowe - vital signs
bolesność - pain level
mobilność - mobility
połykanie - swallowing
samodzielność - independence
odżywianie - nutrition
leki - medications
interakcje - drug interactions
działania niepożądane - side effects
wsparcie - support
zasoby - resources
plan wypisu - discharge plan

rehabilitacja - rehabilitation
konsultacja - consultation
zalecenia - recommendations
decyzja - decision
protokół - minutes/summary

Proste Zdania / Simple Sentences
Lekarz omawia stan pacjenta.
The doctor discusses the patient's condition.
Pielęgniarka podaje wyniki badań krwi.
The nurse reports the blood test results.
Fizjoterapeuta ocenia mobilność pacjenta.
The physiotherapist assesses the patient's mobility.
Dietetyk proponuje zmiany w odżywianiu.
The dietitian suggests changes in nutrition.
Farmaceuta sprawdza interakcje leków.
The pharmacist checks for drug interactions.
Pracownik socjalny planuje wsparcie po wypisie.
The social worker plans support after discharge.
Ustalono nowe cele leczenia.
New treatment goals were set.
Omawiamy plan wypisu pacjenta.
We are discussing the patient's discharge plan.
Czy są nowe zalecenia?
Are there any new recommendations?
Protokół z rundy zostanie wysłany.
The round summary will be sent.

Krótkie Rozmowy / Short Conversations

Pielęgniarka: Pacjent zgłasza zwiększoną bolesność w klatce piersiowej.
Lekarz: Dziękuję. Sprawdzę EKG i enzymy sercowe. Podajemy lek przeciwbólowy.
Farmaceuta: Proszę pamiętać o możliwej interakcji z jego lekiem rozrzedzającym krew.
Nurse: The patient reports increased chest pain.

Doctor: Thank you. I will check the ECG and cardiac enzymes. We are giving pain medication.
Pharmacist: Please remember the possible interaction with his blood thinner medication.

Fizjoterapeuta: Pacjent po udarze jest w stanie stać z pomocą dwóch osób. Cele na dziś: samodzielne siedzenie na łóżku.
Lekarz: Dobra robota. Czy są przeciwwskazania do zwiększenia terapii?
Pielęgniarka: Rany są czyste, goją się dobrze. Nie ma przeciwwskazań.
Physiotherapist: The post-stroke patient can stand with help from two people. Goals for today: independent sitting on the bed.
Doctor: Good job. Are there any contraindications to increasing therapy?
Nurse: The wounds are clean, healing well. No contraindications.

Pracownik Socjalny: Rodzina potrzebuje poradni pielęgniarskiej w domu po wypisie. Czekam na potwierdzenie dostępności.
Pielęgniarka Koordynująca: Dzwoniłam, mają miejsce od przyszłego poniedziałku.
Lekarz: Doskonale. Planujemy wypis na piątek, jeśli stan się utrzyma.
Social Worker: The family needs home nursing care after discharge. I am waiting for availability confirmation.
Case Manager Nurse: I called, they have a spot available starting next Monday.
Doctor: Excellent. We are planning discharge for Friday if the condition remains stable.

Dietetyk: Poziom albuminy jest niski. Proponuję zwiększyć podaż białka w diecie.
Lekarz: Zgadzam się. Czy pacjent toleruje doustne suplementy?
Pielęgniarka: Tak, je i pije bez problemów z połykaniem.
Dietitian: The albumin level is low. I propose increasing protein

intake in the diet.
Doctor: I agree. Is the patient tolerating oral supplements?
Nurse: Yes, he eats and drinks without swallowing problems.

Lekarz: Proponuję zmniejszyć dawkę antybiotyku od jutra. Wyniki posiewu są ujemne.
Farmaceuta: Potwierdzam, zgodnie z protokołem. Nowa recepta jest gotowa.
Pielęgniarka: Zapiszę to w karcie i podam lek rano.
Doctor: I propose reducing the antibiotic dose starting tomorrow. The culture results are negative.
Pharmacist: Confirmed, according to protocol. The new prescription is ready.
Nurse: I will note it in the chart and administer the medication in the morning.

Krótka Historyjka / Short Story

Na oddziale neurologicznym trwają rundy interdyscyplinarne. Lekarz prowadzący rozpoczyna od omówienia stanu pacjenta po udarze mózgu. Pielęgniarka podaje aktualne parametry życiowe i informuje, że pacjentka skarży się na ból głowy. Fizjoterapeuta mówi, że pacjentka zrobiła pierwsze samodzielne kroki z balkonikiem. Dietetyk zaleca kontynuowanie specjalnej diety ze względu na problemy z połykaniem. Farmaceuta przypomina o ważności godzin podawania leków przeciwzakrzepowych. Wszyscy zgadzają się, że celem na kolejny tydzień jest przygotowanie pacjentki do wypisu do domu z pomocą pielęgniarki środowiskowej. Protokół rundy zostanie rozesłany mailem do całego zespołu.

On the neurology ward, interdisciplinary rounds are taking place. The attending physician starts by discussing the condition of a post-stroke patient. The nurse reports the current vital signs and informs that the patient complains of a headache. The physiotherapist says the patient took her first independent steps with a walker. The dietitian recommends continuing the special diet due to swallowing difficulties. The pharmacist reminds about the importance of the timing for administering anticoagulant medication. Everyone agrees that the goal for the next week is to prepare the patient for discharge home with the help of a community nurse. The round summary will be emailed to the entire team.

MEDICAL MALPRACTICE CASES

30 Słownictwo Dotyczące Błędów Medycznych:
zaniedbanie medyczne - medical negligence
błąd w sztuce lekarskiej - medical error
paciorkowiec - streptococcus (common infection in malpractice contexts)
śmierć - death
uraz - injury
szkoda - harm/damage
odszkodowanie - compensation
zadośćuczynienie - damages (for non-material harm)
pozwany - defendant
powód - plaintiff
pozew - lawsuit
sąd - court
ekspertyza medyczna - medical expert opinion
świadczenie zdrowotne - healthcare service
świadoma zgoda - informed consent
powikłanie - complication
niediagnozowanie - failure to diagnose
błąd diagnostyczny - diagnostic error
błąd terapeutyczny - treatment error
błąd operacyjny - surgical error
zakażenie szpitalne - hospital-acquired infection
niewłaściwe leczenie - improper treatment
nadużycie - abuse
odpowiedzialność cywilna - civil liability

szpital - hospital
lekarz - doctor
pielęgniarka - nurse
pacjent - patient
dokumentacja medyczna - medical records
skarga - complaint

Proste Zdania:
Pacjent doznał urazu podczas operacji.
The patient suffered an injury during surgery.
Lekarz popełnił błąd w sztuce lekarskiej.
The doctor committed a medical error.
Pielęgniarka nie podała leku na czas.
The nurse did not administer the medication on time.
Szpital ponosi odpowiedzialność za zakażenie.
The hospital is liable for the infection.
Pacjent nie otrzymał świadomej zgody.
The patient did not receive informed consent.
Ekspertyza potwierdziła zaniedbanie.
The expert opinion confirmed negligence.
Powód domaga się odszkodowania.
The plaintiff is demanding compensation.
Błąd diagnostyczny opóźnił leczenie.
The diagnostic error delayed treatment.
Dokumentacja medyczna była niekompletna.
The medical records were incomplete.
Pacjent złożył skargę do sądu.
The patient filed a complaint with the court.

Krótkie Dialogi (3-linijkowe):

Dialog 1:
Lekarz 1: Czy dokumentacja zawiera świadomą zgodę?
Lekarz 2: Nie, pacjent twierdzi, że nie wyjaśniono mu ryzyka.
Lekarz 1: To może być podstawą pozwu o błąd medyczny.

Doctor 1: Does the documentation contain informed consent?

Doctor 2: No, the patient claims the risks weren't explained to him.
Doctor 1: That could be grounds for a medical malpractice lawsuit.

Dialog 2:
Pacjent: Po operacji mam silny ból i gorączkę.
Pielęgniarka: Sprawdzimy, czy to nie zakażenie szpitalne.
Pacjent: Obawiam się, że to powikłanie po błędzie.

Patient: After the surgery, I have severe pain and fever.
Nurse: We will check if it's a hospital-acquired infection.
Patient: I fear it's a complication from an error.

Dialog 3:
Prawnik: Czy ekspertyza wykazała zaniedbanie?
Ekspert: Tak, niewłaściwe leczenie spowodowało szkodę.
Prawnik: Więc pacjent ma prawo do odszkodowania.

Lawyer: Did the expert opinion show negligence?
Expert: Yes, improper treatment caused the harm.
Lawyer: So the patient has a right to compensation.

Dialog 4:
Lekarz Rodzinny: Wynik TK był jasny, ale specjalista go zignorował.
Kolega: To klasyczny błąd diagnostyczny. Pacjent ma podstawy do skargi.
Lekarz Rodzinny: Niestety, leczenie opóźniono o miesiące.

Family Doctor: The CT result was clear, but the specialist ignored it.
Colleague: That's a classic diagnostic error. The patient has grounds for a complaint.
Family Doctor: Unfortunately, treatment was delayed by months.

Dialog 5:
Pielęgniarka 1: Podczas dyżuru podałaś zły lek pacjentce.

Pielęgniarka 2: Tak, to był mój błąd. Czy pacjentce stała się szkoda?
Pielęgniarka 1: Na szczęście, tylko łagodne powikłanie.

Nurse 1: During the shift, you gave the wrong medication to the patient.
Nurse 2: Yes, that was my mistake. Was the patient harmed?
Nurse 1: Fortunately, only a mild complication.

Krótka Historyjka:

Pani Maria miała silny ból brzucha. Pojechała do szpitala. Lekarz w izbie przyjęć nie zrobił wszystkich badań. Powiedział: "To tylko niestrawność". Pani Maria wróciła do domu. Ból był coraz gorszy. Dwa dni później, inny lekarz zdiagnozował zapalenie wyrostka robaczkowego. Wyrostek pękł. Potrzebna była pilna operacja. Pani Maria długo chorowała przez błąd diagnostyczny. Rodzina złożyła pozew o odszkodowanie i zadośćuczynienie.

Translation:

Mrs. Maria had severe stomach pain. She went to the hospital. The doctor in the emergency room didn't do all the tests. He said: "It's just indigestion". Mrs. Maria returned home. The pain got worse and worse. Two days later, another doctor diagnosed appendicitis. The appendix had burst. Emergency surgery was needed. Mrs. Maria was sick for a long time because of the diagnostic error. The family filed a lawsuit for compensation and damages.

SCOPE OF PRACTICE BY ROLE

30 Words:
lekarz - physician
pielęgniarka - nurse
położna - midwife
ratownik medyczny - paramedic
fizjoterapeuta - physiotherapist
farmaceuta - pharmacist
diagnosta laboratoryjny - laboratory diagnostician
dietetyk - dietitian
asystentka stomatologiczna - dental assistant
higienistka stomatologiczna - dental hygienist
pielęgniarka anestezjologiczna - nurse anesthetist
pielęgniarka oddziałowa - ward nurse
ordynator - head of department
rezydent - resident
specjalista - specialist
zastęp - shift
obowiązki - duties
uprawnienia - authorizations
kompetencje - competencies
delegowanie zadań - task delegation
nadzór - supervision
samodzielność - independence
konsultacja - consultation
skierowanie - referral
protokół - protocol

standardy praktyki - practice standards
przepisy prawne - legal regulations
ograniczenia - limitations
odpowiedzialność - responsibility
dokumentacja medyczna - medical documentation

Sentences:
Pielęgniarka podaje leki zgodnie z zaleceniem lekarza.
The nurse administers medication according to the doctor's order.

Położna prowadzi samodzielnie poród fizjologiczny.
The midwife independently manages a physiological birth.

Ratownik medyczny udziela pierwszej pomocy na miejscu zdarzenia.
The paramedic provides first aid at the scene.

Fizjoterapeuta planuje rehabilitację po operacji.
The physiotherapist plans rehabilitation after surgery.

Farmaceuta doradza w zakresie leków bez recepty.
The pharmacist advises on over-the-counter medications.

Diagnosta laboratoryjny wykonuje badania krwi.
The laboratory diagnostician performs blood tests.

Dietetyk układa jadłospis dla pacjenta z cukrzycą.
The dietitian creates a meal plan for a patient with diabetes.

Asystentka stomatologiczna przygotowuje narzędzia do zabiegu.
The dental assistant prepares instruments for the procedure.

Higienistka stomatologiczna wykonuje skaling.
The dental hygienist performs scaling.

Ordynator nadzoruje pracę oddziału.
The head of department supervises the work of the ward.

Conversations:

Pielęgniarka: Doktorze, czy mogę podać ten antybiotyk dożylnie? To wykracza poza moje uprawnienia bez Pana bezpośredniego nadzoru.
Lekarz: Tak, proszę podać, ja będę nadzorował.
Nurse: Doctor, can I administer this antibiotic intravenously? That's beyond my authorization without your direct supervision.
Doctor: Yes, please administer it, I will supervise.

Ratownik Medyczny: Dyspozytor, pacjent ma silny ból w klatce. Nie mogę podać morfiny w terenie, tylko fentanyl. Wzywam karetkę reanimacyjną.
Dyspozytor: Rozumiem, karetka w drodze.
Paramedic: Dispatcher, the patient has severe chest pain. I cannot administer morphine in the field, only fentanyl. I'm calling for the resuscitation ambulance.
Dispatcher: Understood, ambulance is on the way.

Dietetyk: Pani doktor, czy mogę już samodzielnie wprowadzić suplementację dla pacjenta po resekcji żołądka, czy potrzebuję Pani potwierdzenia?
Lekarz: Proszę wprowadzić plan, który omawialiśmy. Potrzebuję tylko Pani podpisu w dokumentacji.
Dietitian: Doctor, can I already independently initiate supplementation for the patient post-gastrectomy, or do I need your confirmation?
Doctor: Please implement the plan we discussed. I just need your signature in the documentation.

Położna: Doktorze, poród postępuje bardzo szybko. Czy mam kontynuować samodzielne prowadzenie?
Lekarz: Tak, sytuacja jest fizjologiczna. Proszę mnie wezwać tylko w razie komplikacji.
Midwife: Doctor, the delivery is progressing very quickly. Should I continue managing it independently?
Doctor: Yes, the situation is physiological. Please call me only in case of complications.

Pielęgniarka Anestezjologiczna: Chirurgu, pacjent jest już odpowiednio znieczulony. Czy mogę rozpocząć monitorowanie według protokołu?
Chirurg: Tak, proszę. Daj znać o wszelkich zmianach parametrów.
Nurse Anesthetist: Surgeon, the patient is adequately anesthetized. May I begin monitoring according to the protocol?
Surgeon: Yes, please. Notify me of any parameter changes.

Short Story:
Pacjent ma silny ból brzucha. Lekarz bada go i decyduje o potrzebie USG jamy brzusznej. Lekarz zleca pielęgniarce pobranie krwi na podstawowe badania laboratoryjne. Diagnosta laboratoryjny analizuje próbki krwi. Technik elektroradiologii wykonuje badanie USG zgodnie ze skierowaniem lekarza. Pielęgniarka dokumentuje wszystkie czynności w karcie pacjenta.
The patient has severe abdominal pain. The physician examines him and decides an abdominal ultrasound is needed. The physician orders the nurse to draw blood for basic laboratory tests. The laboratory diagnostician analyzes the blood samples. The radiographer performs the ultrasound according to the physician's referral. The nurse documents all actions in the patient's chart.

HOSPITAL UNIT SPECIALIZATIONS

Słownictwo:
Oddział Ratunkowy - Emergency Department
Oddział Internistyczny - Internal Medicine Ward
Oddział Chirurgiczny - Surgery Ward
Oddział Kardiologiczny - Cardiology Ward
Oddział Neurologiczny - Neurology Ward
Oddział Ortopedyczny - Orthopedics Ward
Oddział Pediatryczny - Pediatrics Ward
Oddział Położniczo-Ginekologiczny - Obstetrics and Gynecology Ward
Oddział Intensywnej Terapii - Intensive Care Unit (ICU)
Oddział Anestezjologii i Intensywnej Terapii - Anesthesiology and Intensive Care Unit
Oddział Onkologiczny - Oncology Ward
Oddział Hematologiczny - Hematology Ward
Oddział Nefrologiczny - Nephrology Ward
Oddział Urologiczny - Urology Ward
Oddział Gastroenterologiczny - Gastroenterology Ward
Oddział Pulmonologiczny - Pulmonology Ward
Oddział Endokrynologiczny - Endocrinology Ward
Oddział Dermatologiczny - Dermatology Ward
Oddział Okulistyczny - Ophthalmology Ward
Oddział Laryngologiczny - Otolaryngology (ENT) Ward
Oddział Psychiatryczny - Psychiatry Ward
Oddział Rehabilitacyjny - Rehabilitation Ward
Blok Operacyjny - Operating Room Suite

Pracownia RTG - X-ray Department
Pracownia Tomografii Komputerowej - Computed Tomography (CT) Department
Pracownia Rezonansu Magnetycznego - Magnetic Resonance Imaging (MRI) Department
Pracownia Endoskopowa - Endoscopy Unit
Laboratorium Analityczne - Laboratory
Apteka Szpitalna - Hospital Pharmacy
Izolatka - Isolation Room

Proste zdania:
Pacjent trafił na Oddział Ratunkowy z bólem w klatce piersiowej.
The patient was admitted to the Emergency Department with chest pain.
Po operacji pacjentka jest na Oddziale Intensywnej Terapii.
After surgery, the patient is in the Intensive Care Unit.
Noworodek wymaga obserwacji na Oddziale Neonatologicznym.
The newborn requires observation in the Neonatal Unit.
Pan Nowak będzie miał zabieg na Bloku Operacyjnym.
Mr. Nowak will have a procedure in the Operating Room Suite.
Skierowano mnie na konsultację do Oddziału Neurologicznego.
I was referred for a consultation to the Neurology Ward.

Krótkie dialogi:
"Gdzie jest pacjent po złamaniu nogi?"
"Jest na Oddziale Ortopedycznym, pokój 205."
"Where is the patient with the broken leg?"
"He is on the Orthopedics Ward, room 205."

"Czy wyniki badań z Laboratorium już są?"
"Tak, są w dokumentacji pacjenta na Oddziale Internistycznym."
"Are the results from the Laboratory ready yet?"
"Yes, they are in the patient's file on the Internal Medicine Ward."

"Do jakiego oddziału przyjmujemy pacjenta z podejrzeniem udaru?"

"Natychmiast na Oddział Neurologiczny."
"To which ward are we admitting the patient with suspected stroke?"
"Immediately to the Neurology Ward."

"Potrzebuję skierowania na badanie w Pracowni Rezonansu Magnetycznego."
"Proszę wypełnić ten formularz, lekarz je podpisze."
"I need a referral for an examination in the MRI Department."
"Please fill out this form, the doctor will sign it."

"Czy pielęgniarka z Oddziału Pediatrycznego dzwoniła?"
"Tak, prosiła o konsultację kardiologiczną dla dziecka."
"Did the nurse from the Pediatrics Ward call?"
"Yes, she requested a cardiology consultation for the child."

Krótka historyjka:
Pani Maria źle się poczuła w domu. Miała silny ból brzucha. Pogotowie zabrało ją do szpitala na Oddział Ratunkowy. Lekarz zbadał ją i zlecił badania w Laboratorium Analitycznym oraz USG. Wyniki wskazywały na problem z woreczkiem żółciowym. Panią Marię przenieśli na Oddział Chirurgiczny. Następnego dnia miała operację na Bloku Operacyjnym. Po operacji trafiła na Oddział Pooperacyjny, a potem na Oddział Internistyczny na dalszą obserwację. W szpitalu czuła się dobrze zaopiekowana.

English Translation:
Mrs. Maria felt unwell at home. She had severe abdominal pain. The ambulance took her to the hospital Emergency Department. The doctor examined her and ordered tests in the Laboratory and an ultrasound. The results indicated a problem with her gallbladder. Mrs. Maria was transferred to the Surgery Ward. The next day she had surgery in the Operating Room Suite. After the surgery, she went to the Post-Anesthesia Care Unit (PACU/ Recovery), and then to the Internal Medicine Ward for further observation. She felt well cared for in the hospital.

TELEHEALTH DOCUMENTATION

30 Commonly Used Telehealth Documentation Words in Polish - English
teleporada - telehealth visit
e-recepta - e-prescription
świadoma zgoda - informed consent
protokół - protocol
wywiad medyczny - medical history
wideo konsultacja - video consultation
dane pacjenta - patient data
rozpoznanie - diagnosis
plan leczenia - treatment plan
telemonitoring - telemonitoring
zapis konsultacji - consultation record
poufność - confidentiality
podpis elektroniczny - electronic signature
platforma telemedyczna - telehealth platform
skierowanie online - online referral
objawy - symptoms
zdalna diagnostyka - remote diagnostics
dane techniczne - technical specifications
karta pacjenta - patient chart
rekomendacje - recommendations
zgodność - compliance
archiwizacja - archiving
awaria systemu - system failure
doradztwo zdalne - remote counseling

raport - report
ubezpieczenie - insurance
autoryzacja - authorization
historia choroby - medical history
wymagania prawne - legal requirements
ocena ryzyka - risk assessment

Simple Sentences
Lekarz wystawił e-receptę.
The doctor issued an e-prescription.

Proszę sprawdzić dane techniczne przed wideokonsultacją.
Please check technical details before the video consultation.

Pacjent podpisał świadomą zgodę.
The patient signed the informed consent.

Zapis konsultacji został zarchiwizowany.
The consultation record has been archived.

Telemonitoring pomaga śledzić ciśnienie krwi.
Telemonitoring helps track blood pressure.

5 Conversations
Czy e-recepta jest już w systemie?
Tak, pacjent może ją odebrać w aptece.
Dziękuję, dopiszę to do protokołu.
Is the e-prescription in the system yet?
Yes, the patient can collect it at the pharmacy.
Thank you, I'll add this to the protocol.

Czy pacjent wyraził świadomą zgodę?
Tak, dokument jest w karcie pacjenta.
Dobrze, to spełnia wymagania prawne.
Did the patient give informed consent?
Yes, the document is in the patient chart.
Good, that meets legal requirements.

Awaria systemu? Sprawdźmy połączenie.

Już działa, możemy kontynuować teleporadę.
Zapiszę ten incydent w raporcie.
System failure? Let's check the connection.
It's working now, we can continue the telehealth visit.
I'll note this incident in the report.

Czy telemonitoring wykrył nieprawidłowości?
Tak, wysłałam pacjentowi zalecenia.
Dodaj rekomendacje do planu leczenia.
Did telemonitoring detect abnormalities?
Yes, I sent recommendations to the patient.
Add the recommendations to the treatment plan.

Gdzie jest skierowanie online?
Wysłałam je na platformę telemedyczną.
Dziękuję, potwierdzam archiwizację.
Where is the online referral?
I sent it to the telehealth platform.
Thank you, I confirm archiving.

Short Story
Lekarka Anna przygotowała teleporadę. Sprawdziła dane techniczne platformy. Pacjent Jan opowiedział o objawach. Anna zaktualizowała wywiad medyczny w karcie pacjenta. Wystawiła e-receptę i zapisała plan leczenia.
Doctor Anna prepared a telehealth visit. She checked the platform's technical details. Patient Jan described his symptoms. Anna updated the medical history in the patient chart. She issued an e-prescription and recorded the treatment plan.

CLINICAL TRIAL PHASES

30 Słownictwo Dotyczące Faz Badań Klinicznych:
badanie kliniczne - clinical trial
faza - phase
bezpieczeństwo - safety
skuteczność - efficacy
dawkowanie - dosage
dawka - dose
grupa badana - study group
grupa kontrolna - control group
placebo - placebo
randomizacja - randomization
protokół - protocol
kryteria włączenia - inclusion criteria
kryteria wykluczenia - exclusion criteria
efekt uboczny - side effect
zdarzenie niepożądane - adverse event
monitorowanie - monitoring
wyniki - results
punkt końcowy - endpoint
rekrutacja - recruitment
zgoda świadoma - informed consent
badanie przedkliniczne - preclinical study
badanie pilotażowe - pilot study
badanie fazy I - Phase I trial
badanie fazy II - Phase II trial
badanie fazy III - Phase III trial

badanie fazy IV - Phase IV trial
nadzór - oversight
komitet monitorujący dane i bezpieczeństwo (DSMB) - Data and Safety Monitoring Board (DSMB)
raport - report
publikacja - publication

Proste Zdania:
Badanie kliniczne fazy I ocenia głównie bezpieczeństwo nowego leku.
The Phase I clinical trial primarily evaluates the safety of a new drug.
W fazie II badamy, czy lek działa u pacjentów z daną chorobą.
In Phase II, we study whether the drug works in patients with a specific disease.
Faza III wymaga dużej liczby uczestników.
Phase III requires a large number of participants.
Badania fazy IV sprawdzają bezpieczeństwo leku po jego wprowadzeniu na rynek.
Phase IV trials check the safety of the drug after it has been marketed.
Każdy uczestnik musi podpisać formularz świadomej zgody.
Every participant must sign an informed consent form.
Randomizacja pomaga uniknąć stronniczości w wynikach.
Randomization helps avoid bias in the results.
Monitorujemy pacjentów pod kątem zdarzeń niepożądanych.
We monitor patients for adverse events.
Grupa kontrolna otrzymuje placebo lub standardowe leczenie.
The control group receives a placebo or standard treatment.
Protokół badania opisuje wszystkie procedury.
The study protocol describes all procedures.
Rekrutacja pacjentów jest kluczowa dla rozpoczęcia badania.
Patient recruitment is crucial to starting the trial.

Krótkie Dialogi:
Dialog 1:

A: Która faza badania rozpoczyna się w przyszłym miesiącu?
B: To będzie faza II dla nowego leku na cukrzycę.
A: Skupiamy się więc na skuteczności?
Dialog 1:
A: Which phase of the trial starts next month?
B: It will be Phase II for the new diabetes drug.
A: So we are focusing on efficacy?

Dialog 2:
A: Jak przebiega rekrutacja do badania fazy III?
B: Dobrze, ale szukamy jeszcze pacjentów spełniających kryteria włączenia.
A: Sprawdźmy listę oczekujących ponownie.
Dialog 2:
A: How is recruitment going for the Phase III trial?
B: Good, but we are still looking for patients who meet the inclusion criteria.
A: Let's check the waiting list again.

Dialog 3:
A: Czy w badaniu fazy I wystąpiły poważne zdarzenia niepożądane?
B: Na szczęście nie, obserwowano tylko łagodne efekty uboczne.
A: To dobra wiadomość przed fazą II.
Dialog 3:
A: Were there any serious adverse events in the Phase I trial?
B: Fortunately not, only mild side effects were observed.
A: That's good news before Phase II.

Dialog 4:
A: Kiedy DSMB dokona przeglądu danych bezpieczeństwa?
B: Spotkanie komitetu monitorującego dane i bezpieczeństwo jest zaplanowane na przyszły tydzień.
A: Potrzebujemy ich rekomendacji, aby kontynuować.
Dialog 4:
A: When will the DSMB review the safety data?
B: The Data and Safety Monitoring Board meeting is scheduled

for next week.
A: We need their recommendation to continue.

Dialog 5:
A: Dlaczego ta grupa pacjentów otrzymuje placebo?
B: To jest grupa kontrolna, potrzebna do porównania wyników z grupą otrzymującą lek.
A: Rozumiem, to ważne dla oceny prawdziwej skuteczności.
Dialog 5:
A: Why is this group of patients receiving a placebo?
B: That's the control group, needed to compare results with the group receiving the drug.
A: I understand, it's important for assessing true efficacy.

Krótka Historyjka:
Dr Nowak przygotowywał się do nowego badania klinicznego. Było to badanie fazy II dla leku na rzadką chorobę serca. Najpierw spotkał się z pacjentem, panem Kowalskim. Wyjaśnił mu szczegółowo protokół badania i znaczenie świadomej zgody. Pan Kowalski zrozumiał, że zostanie losowo przydzielony (randomizacja) do grupy badanej lub grupy kontrolnej. Podczas wizyty kontrolnej Dr Nowak zapytał pana Kowalskiego o ewentualne efekty uboczne. Na szczęście pan Kowalski czuł się dobrze. Dr Nowak był ostrożnie optymistyczny co do wyników tego badania.

Short Story Translation:
Dr. Nowak was preparing for a new clinical trial. It was a Phase II trial for a drug for a rare heart disease. First, he met with the patient, Mr. Kowalski. He explained the study protocol and the importance of informed consent in detail. Mr. Kowalski understood that he would be randomly assigned (randomization) to either the study group or the control group. During the follow-up visit, Dr. Nowak asked Mr. Kowalski about any possible side effects. Fortunately, Mr. Kowalski was feeling well. Dr. Nowak was cautiously optimistic about the results of this trial.

PANDEMIC RESPONSE TERMS

Pandemic Response Terms (PL-EN)

kwarantanna - quarantine
izolacja - isolation
dystans społeczny - social distancing
maseczka - mask
dezynfekcja - disinfection
środek dezynfekujący - disinfectant
mydło - soap
woda - water
rękawiczki - gloves
przyłbica - face shield
kombinezon ochronny - protective suit
szczepienie - vaccination
szczepionka - vaccine
dawka - dose
odporność - immunity
objaw - symptom
gorączka - fever
kaszel - cough
duszność - shortness of breath
test - test
test PCR - PCR test
test antygenowy - antigen test
wynik dodatni - positive result
wynik ujemny - negative result
zakażenie - infection

przypadek - case
pacjent zero - patient zero
wirus - virus
pandemia - pandemic
epidemia - epidemic
ryzyko - risk
strefa czerwona - red zone
ozdrowieniec - recovered person
obowiązek - obligation
zalecenie - recommendation
nadzór epidemiologiczny - epidemiological surveillance
ośrodek zdrowia - health center
respirator - ventilator
saturacja - oxygen saturation
zakażenie podkliniczne - subclinical infection

Simple Sentences (PL-EN)

Proszę założyć maseczkę.
Please put on a mask.

Umyj ręce mydłem i wodą.
Wash your hands with soap and water.

Zachowaj dystans społeczny.
Maintain social distancing.

Mam gorączkę i kaszel.
I have a fever and cough.

Potrzebny jest test PCR.
A PCR test is needed.

Wynik testu jest dodatni.
The test result is positive.

Pacjent jest w izolacji.
The patient is in isolation.

Szczepionka jest ważna.

The vaccine is important.

Proszę użyć środka dezynfekującego.
Please use disinfectant.

To jest strefa wysokiego ryzyka.
This is a high-risk zone.

Conversations (PL-EN)

Rozmowa 1:
Lekarz: Proszę natychmiast założyć rękawiczki i przyłbicę.
Pielęgniarka: Tak, doktorze. Czy pacjent ma dodatni wynik?
Lekarz: Tak, potwierdzony testem PCR. Izolacja jest konieczna.

Doctor: Please put on gloves and a face shield immediately.
Nurse: Yes, doctor. Does the patient have a positive result?
Doctor: Yes, confirmed by PCR test. Isolation is necessary.

Rozmowa 2:
Pacjent: Czy muszę iść na kwarantannę?
Lekarz: Tak, ponieważ miał Pan kontakt z zakażoną osobą. Proszę obserwować objawy.

Patient: Do I have to go into quarantine?
Doctor: Yes, because you had contact with an infected person. Please monitor for symptoms.

Rozmowa 3:
Pielęgniarka 1: Czy podałaś już drugą dawkę szczepionki?
Pielęgniarka 2: Tak, pacjentka dobrze ją tolerowała. Buduje odporność.

Nurse 1: Have you administered the second vaccine dose yet?
Nurse 2: Yes, the patient tolerated it well. It's building immunity.

Rozmowa 4:
Kierownik: Dezynfekcja powierzchni jest obowiązkowa co dwie godziny.
Personel: Rozumiem. Używamy silnego środka dezynfekującego.

Manager: Surface disinfection is mandatory every two hours.
Staff: Understood. We are using a strong disinfectant.

Rozmowa 5:
Lekarz 1: Saturacja spada, pacjent potrzebuje tlenu.
Lekarz 2: Przygotujmy respirator na wszelki wypadek. To ciężki przypadek.

Doctor 1: Oxygen saturation is dropping, the patient needs oxygen.
Doctor 2: Let's prepare the ventilator just in case. It's a severe case.

Short Story (PL-EN)

W ośrodku zdrowia jest dużo pacjentów. Pielęgniarka widzi kobietę z gorączką i kaszlem. "Proszę założyć maseczkę i umyć ręce" – mówi pielęgniarka. Robią test antygenowy. Wynik jest dodatni. Lekarz kieruje pacjentkę na izolację. "To ważne dla bezpieczeństwa innych" – tłumaczy lekarz. Pacjentka rozumie ryzyko i zgadza się na izolację. Personel często dezynfekuje ręce i powierzchnie. Wszyscy pamiętają o dystansie społecznym. Działania te pomagają walczyć z pandemią.

In the health center, there are many patients. The nurse sees a woman with a fever and cough. "Please put on a mask and wash your hands," says the nurse. They do an antigen test. The result is positive. The doctor directs the patient to isolation. "It's important for the safety of others," explains the doctor. The patient understands the risk and agrees to isolation. Staff frequently disinfect hands and surfaces. Everyone remembers social distancing. These actions help fight the pandemic.

ADVANCED MEDICAL DEVICES

30 Commonly Used Words
defibrylator - defibrillator
respirator - ventilator
pompa infuzyjna - infusion pump
monitor pacjenta - patient monitor
sztuczne serce - artificial heart
rozrusznik serca - pacemaker
glukometr - glucometer
aparat do dializ - dialysis machine
endoskop - endoscope
tomograf komputerowy - computed tomography (CT) scanner
rezonans magnetyczny - magnetic resonance imaging (MRI) scanner
aparatura do USG - ultrasound machine
laser medyczny - medical laser
robot chirurgiczny - surgical robot
sztuczne płuco - artificial lung
proteza bioniczna - bionic prosthesis
implant ślimakowy - cochlear implant
czujnik ciśnienia - pressure sensor
elektroda - electrode
stymulator - stimulator
pompa insulinowa - insulin pump
aparatura do znieczulenia - anesthesia machine
defibrylator AED - AED (Automated External Defibrillator)
termometr bezdotykowy - non-contact thermometer

pulsoksymetr - pulse oximeter
ciśnieniomierz - blood pressure monitor
aparatura do hemodynamiki - hemodynamic monitoring equipment
pompa strzykawkowa - syringe pump
aparatura do EKG - ECG machine
aparatura do EEG - EEG machine

Simple Sentences
To nowy respirator dla pacjenta na OIOM-ie.
(This is a new ventilator for the patient in the ICU.)

Pompa infuzyjna podaje lek powoli.
(The infusion pump delivers the medication slowly.)

Monitor pacjenta pokazuje wysoki puls.
(The patient monitor shows a high heart rate.)

Lekarz użył endoskopu do badania żołądka.
(The doctor used an endoscope to examine the stomach.)

Tomograf komputerowy zrobił dokładne zdjęcia głowy.
(The CT scanner took detailed pictures of the head.)

5 Conversations (3 Lines Each)

Pielęgniarko, czy pompa strzykawkowa działa prawidłowo?
Tak, panie doktorze, podaje lek zgodnie z ustawieniami.
Dobrze, proszę sprawdzać parametry co godzinę.
(Nurse, is the syringe pump working correctly?)
(Yes, doctor, it's delivering the medication according to the settings.)
(Good, please check the parameters hourly.)

Czy pacjent ma założony pulsoksymetr?
Tak, saturcja wynosi 98%.
Doskonale, utrzymujemy dobry poziom tlenu.
(Is the pulse oximeter on the patient?)
(Yes, the saturation is 98%.)

(Excellent, we are maintaining good oxygen levels.)

Gdzie jest AED? Pacjent nie oddycha!
AED wisi na ścianie przy wyjściu!
Przynieś je szybko!
(Where is the AED? The patient isn't breathing!)
(The AED is hanging on the wall by the exit!)
(Bring it quickly!)

Czy robot chirurgiczny jest gotowy do operacji?
Tak, zespół właśnie kończy kalibrację.
Rozpoczynamy za 15 minut.
(Is the surgical robot ready for the operation?)
(Yes, the team is just finishing the calibration.)
(We start in 15 minutes.)

Dlaczego alarmuje monitor pacjenta?
Spadło ciśnienie krwi. Sprawdź kroplówkę.
Już poprawiam przepływ płynu.
(Why is the patient monitor alarming?)
(The blood pressure dropped. Check the IV drip.)
(I'm adjusting the fluid flow now.)

Short Story

Pacjent trafił na izbę przyjęć z silnym bólem w klatce piersiowej. Pielęgniarka szybko założyła mu elektrody EKG i pulsoksymetr. Monitor pokazywał niemiarową pracę serca. Lekarz kazał przynieść defibrylator. Kiedy stan pacjenta gwałtownie się pogorszył, użyli AED. AED zaleciło wstrząs. Po wstrząsie rytm serca wrócił do normy. Potem pacjenta przewieziono na kardiologię na dalszą diagnostykę.

Translation:
A patient arrived at the emergency room with severe chest pain. The nurse quickly attached ECG electrodes and a pulse oximeter. The monitor showed an irregular heartbeat. The doctor ordered the defibrillator to be brought. When the patient's condition

suddenly worsened, they used the AED. The AED advised a shock. After the shock, the heart rhythm returned to normal. Then the patient was transferred to cardiology for further diagnostics.

SEASONAL CONVERSATION STARTERS

30 Seasonal Words
pogoda - weather
pora roku - season
wiosna - spring
lato - summer
jesień - autumn/fall
zima - winter
słońce - sun
deszcz - rain
śnieg - snow
mróz - frost/cold
upał - heatwave
wiatr - wind
burza - storm
śnieżyca - blizzard
przymrozek - frost (light)
liście - leaves
kwiaty - flowers
święta - holidays
Wielkanoc - Easter
Boże Narodzenie - Christmas
Nowy Rok - New Year
karnawał - carnival
wakacje - vacation/holiday

ferie - school break
urlop - leave/holiday
plany - plans
wakacyjny - holiday (adj.)
zimowy - winter (adj.)
wiosenny - spring (adj.)
jesienny - autumn (adj.)
letni - summer (adj.)

Simple Sentences
Dziś ładna pogoda.
Today the weather is nice.
Czy lubisz zimę?
Do you like winter?
Wiosną wszystko kwitnie.
In spring, everything blooms.
Latem jest bardzo gorąco.
In summer it is very hot.
Jesienią liście zmieniają kolor.
In autumn, leaves change color.
Śnieg pięknie wygląda.
The snow looks beautiful.
Czy pada deszcz?
Is it raining?
Masz plany na wakacje?
Do you have plans for the holidays?
Święta są za miesiąc.
The holidays are in a month.
Idzie burza.
A storm is coming.

Short Conversations
Jakie są plany na weekend? Wybieramy się nad jezioro. To świetny pomysł na lato.
What are your plans for the weekend? We're going to the lake. That's a great idea for summer.

Już jesień, liście spadają. Tak, i robi się chłodniej. Trzeba cieplej się ubierać.
It's already autumn, the leaves are falling. Yes, and it's getting cooler. Need to dress warmer.
Kiedy zaczynają się ferie? Za dwa tygodnie. Dzieci nie mogą się doczekać.
When does the school break start? In two weeks. The children can't wait.
Czy lubisz Boże Narodzenie? Bardzo, uwielbiam świąteczną atmosferę. A ty?
Do you like Christmas? Very much, I love the Christmas atmosphere. And you?
Dziś straszny wiatr. Tak, i zimno jak w lutym. Lepiej zostać w domu.
The wind is terrible today. Yes, and cold like February. Better to stay home.

Medical Short Story
Pacjentka skarży się na ból stawów. Pielęgniarka pyta: "Czy ból nasila się przy zmianie pogody?" Pacjentka odpowiada: "Tak, szczególnie jesienią i zimą, gdy jest zimno i wilgotno." Pielęgniarka radzi: "Proszę rozważyć cieplejsze ubranie i delikatne ćwiczenia." Dodaje też: "To dobry czas na szczepienie przeciw grypie." Pacjentka dziękuje za radę i umawia się na szczepienie.
The patient complains about joint pain. The nurse asks: "Does the pain get worse with weather changes?" The patient replies: "Yes, especially in autumn and winter when it's cold and damp." The nurse advises: "Please consider warmer clothing and gentle exercises." She adds: "It's a good time for the flu vaccination." The patient thanks for the advice and schedules the vaccination.

DISTRACTION TECHNIQUES FOR PROCEDURES

30 Słowa:
rozproszenie - distraction
technika - technique
procedura - procedure
ból - pain
niepokój - anxiety
skupienie - focus
oddech - breath
głębokie oddychanie - deep breathing
liczenie - counting
obrazy - pictures
opowiadanie historii - storytelling
muzyka - music
gadżet - gadget
bańki - bubbles
piłka antystresowa - stress ball
tablet - tablet
książka - book
rozmowa - conversation
pytania - questions
dotyk - touch
zimny okład - cold pack
ciepły okład - warm pack
wizualizacja - visualization

spokojne miejsce - peaceful place
relaks - relaxation
dziecko - child
rodzic - parent
pielęgniarka - nurse
lekarz - doctor
analgezja - analgesia

Zdania:
Spójrz na te zdjęcia podczas zabiegu.
(Look at these pictures during the procedure.)
Zrób głęboki wdech i powolny wydech.
(Take a deep breath in and a slow breath out.)
Policz do dziesięciu razem ze mną.
(Count to ten together with me.)
Opowiedz mi o swoim ulubionym miejscu.
(Tell me about your favorite place.)
Posłuchaj tej spokojnej muzyki.
(Listen to this calming music.)
Ściśnij tę piłkę w dłoni.
(Squeeze this ball in your hand.)
Popatrz, jak robię bańki mydlane.
(Look, I'm making soap bubbles.)
Czujesz ten chłodny okład na czole?
(Do you feel this cool pack on your forehead?)
Wyobraź sobie, że jesteś na plaży.
(Imagine you are on the beach.)
To pomoże Ci się zrelaksować.
(This will help you relax.)

Rozmowy:
Pielęgniarka: Zaczynamy zakładać wenflon. Możesz spojrzeć na to zdjęcie?
(Płacijarka: We're starting the IV. Can you look at this picture?)
Pacjent: Dobrze, to ładny obrazek.
(Patient: Okay, that's a nice picture.)

Pielęgniarka: Świetnie, skup się na nim.
(Nurse: Great, focus on it.)

Lekarz: Będzie małe ukłucie. Pomożesz mi policzyć do pięciu?
(Doctor: There will be a small prick. Can you help me count to five?)
Dziecko: Jeden, dwa, trzy...
(Child: One, two, three...)
Lekarz: Doskonale! Już po wszystkim.
(Doctor: Perfect! It's already done.)

Pielęgniarka: Czujesz niepokój? Weź głęboki oddech.
(Nurse: Are you feeling anxious? Take a deep breath.)
Pacjent: Tak, trochę. Wdech... wydech...
(Patient: Yes, a bit. Inhale... exhale...)
Pielęgniarka: Tak właśnie, powoli i spokojnie.
(Nurse: That's right, slow and calm.)

Rodzic: Może opowiem ci bajkę, gdy pani doktor będzie badać brzuszek?
(Parent: Maybe I'll tell you a story while the doctor examines your tummy?)
Dziecko: Tak, opowiedz o kotku!
(Child: Yes, tell me about the kitty!)
Rodzic: Pewnie! Dawno temu był mały, biały kotek...
(Parent: Of course! Once upon a time there was a little white kitten...)

Pielęgniarka: Masz tu piłeczkę. Ściskaj ją mocno, jeśli poczujesz dyskomfort.
(Nurse: Here's a ball. Squeeze it hard if you feel discomfort.)
Pacjent: Dziękuję. To pomaga zająć ręce.
(Patient: Thank you. It helps keep my hands busy.)
Pielęgniarka: Właśnie o to chodzi. Kontynuujmy.
(Nurse: Exactly. Let's continue.)

Krótka Historia:
Mała Zosia boi się zastrzyku u pielęgniarki. Pielęgniarka

pokazuje Zosi kolorową piłkę antystresową. "Ściśnij ją mocno, gdy poczujesz ukłucie" - mówi pielęgniarka. Mama Zosi zaczyna opowiadać o wesołym psie. Zosia ściska piłkę i słucha mamy. Pielęgniarka szybko podaje zastrzyk. Zosia prawie nie płacze, bo była zajęta piłką i opowieścią. Teraz Zosia wie, że rozproszenie pomaga.

(Short Story Translation):
Little Zosia is afraid of the shot at the nurse's office. The nurse shows Zosia a colorful stress ball. "Squeeze it hard when you feel the prick," says the nurse. Zosia's mom starts telling a story about a funny dog. Zosia squeezes the ball and listens to her mom. The nurse quickly gives the shot. Zosia hardly cries because she was busy with the ball and the story. Now Zosia knows that distraction helps.

MOTIVATIONAL INTERVIEWING

30 Słowa dotyczące Wywiadu Motywującego
ambivalencja - ambivalence
autonomia - autonomy
cel - goal
decyzja - decision
dysonans - dissonance
efekt - effect
empatia - empathy
gotowość - readiness
hipoteza - hypothesis
informacja - information
intencja - intention
kompetencja - competence
konflikt - conflict
kryzys - crisis
lęk - anxiety
motywacja - motivation
nadzieja - hope
opór - resistance
plan - plan
poczucie własnej skuteczności - self-efficacy
pomoc - help
porównanie - comparison
potrzeba - need
powód - reason
pytanie otwarte - open question

refleksja - reflection
rola - role
samodzielność - autonomy
waga - importance
wsparcie - support
współpraca - collaboration
wybór - choice
wywiad motywujący - motivational interviewing
wzmocnienie - reinforcement
zmiana - change

Proste Zdania
Pacjent odczuwa ambiwalencję wobec zmiany.
The patient feels ambivalence about change.
Pokazuję empatię podczas rozmowy.
I show empathy during the conversation.
Rozmawiamy o ważności rzucenia palenia.
We are talking about the importance of quitting smoking.
Pytam otwartymi pytaniami.
I ask open questions.
Reflektuję uczucia pacjenta.
I reflect the patient's feelings.
Wspieram autonomię pacjenta.
I support the patient's autonomy.
Szukamy razem powodów do zmiany.
We are looking together for reasons to change.
Minimalizuję opór, a nie wzmacniam go.
I minimize resistance, not strengthen it.
Wzmacniam poczucie własnej skuteczności.
I reinforce self-efficacy.
Współpraca jest kluczowa w WM.
Collaboration is key in MI.

Krótkie Dialogi (3 linie)

Pacjent: "Wiem, że powinienem schudnąć, ale nie mam czasu na siłownię."

Lekarz: "Rozumiem, że znalezienie czasu jest trudne. Co jeszcze utrudnia Panu wprowadzenie zmian?"
Pacjent: "Hmm... no i chyba brakuje mi silnej woli."
Patient: "I know I should lose weight, but I don't have time for the gym."
Doctor: "I understand that finding time is difficult. What else makes it hard for you to make changes?"
Patient: "Hmm... well, I guess I lack willpower."

Pielęgniarka: "Jakie korzyści widzi Pani w zmniejszeniu dawki leków?"
Pacjentka: "Mniej skutków ubocznych, pewnie lepsze samopoczucie."
Pielęgniarka: "Tak, mniej skutków ubocznych to ważna korzyść dla Pani zdrowia."
Nurse: "What benefits do you see in reducing the dose of your medication?"
Patient: "Fewer side effects, probably feeling better."
Nurse: "Yes, fewer side effects is an important benefit for your health."

Psycholog: "Słyszę, że czuje się Pan rozdarty. Z jednej strony chce Pan rzucić picie, z drugiej obawia się spotkań towarzyskich."
Pacjent: "Dokładnie tak. Nie wiem, jak sobie poradzić."
Psycholog: "Ta ambiwalencja jest zupełnie normalna. Możemy wspólnie pomyśleć o rozwiązaniach?"
Psychologist: "I hear you feel torn. On one hand, you want to quit drinking, on the other, you fear social gatherings."
Patient: "Exactly. I don't know how to handle it."
Psychologist: "That ambivalence is completely normal. Can we think together about solutions?"

Lekarz: "Co już Pan próbował robić, aby obniżyć ciśnienie?"
Pacjent: "No, trochę mniej soli, ale to nie pomogło. Chyba muszę więcej się ruszać."
Lekarz: "Zauważam więc, że ruch wydaje się Panu ważnym następnym krokiem."

Doctor: "What have you already tried to do to lower your blood pressure?"
Patient: "Well, a bit less salt, but it didn't help. I guess I need to move more."
Doctor: "So I notice that exercise seems like an important next step to you."

Pacjentka: "Nie wiem, czy dam radę zmienić dietę przy cukrzycy. To takie skomplikowane."
Dietetyk: "Rozumiem obawy. Co Panią najbardziej niepokoi?"
Pacjentka: "Chyba to, że nie będę umiała wybierać zdrowych produktów."
Dietitian: "I understand your concerns. What worries you the most?"
Patient: "Probably that I won't know how to choose healthy products."
Dietitian: "Rozumiem obawy. Co Panią najbardziej niepokoi?"
Dietitian: "I understand your concerns. What worries you the most?"

Krótka Historyjka w Kontekście Medycznym

Pani Maria ma cukrzycę typu 2. Jej poziom cukru we krwi jest za wysoki. Pani Ewa, pielęgniarka diabetologiczna, rozmawia z nią. Pani Maria mówi: "Lekarze ciągle każą mi schudnąć, ale to niemożliwe!". Pani Ewa słucha z empatią: "Słyszę, że czuje się Pani sfrustrowana i zmiana diety wydaje się Pani bardzo trudna.". Pani Maria kiwa głową. Pani Ewa pyta: "Co drobnego, tylko jedno małe działanie, mogłaby Pani spróbować zrobić w tym tygodniu dla zdrowia?". Pani Maria zastanawia się: "Hmm... może mogłabym pić wodę zamiast słodzonych soków?". Pani Ewa wzmacnia jej pomysł: "To bardzo konkretny i dobry początek! Jak Pani myśli, co może pomóc Pani pamiętać o piciu wody?". Razem układają prosty plan.

English Translation of Story:

Mrs. Maria has type 2 diabetes. Her blood sugar level is too high.

Mrs. Ewa, a diabetes nurse, is talking with her. Mrs. Maria says: "The doctors keep telling me to lose weight, but it's impossible!". Mrs. Ewa listens with empathy: "I hear you feel frustrated and changing your diet seems very difficult to you.". Mrs. Maria nods her head. Mrs. Ewa asks: "What small thing, just one small action, could you try to do this week for your health?". Mrs. Maria thinks: "Hmm... maybe I could drink water instead of sweetened juices?". Mrs. Ewa reinforces her idea: "That's a very concrete and good start! What do you think might help you remember to drink water?". Together they make a simple plan.

FAMILY DYNAMICS DISCUSSIONS

30 Commonly Used Words Relating to Family Dynamics Discussions

rodzina - family
relacje - relationships
komunikacja - communication
konflikt - conflict
wsparcie - support
rola - role
rodzic - parent
dziecko - child
nastolatek - teenager
dziadek - grandfather
babcia - grandmother
wnuk - grandson
wnuczka - granddaughter
rodzeństwo - siblings
małżeństwo - marriage
partner - partner
opiekun - caregiver
potrzeby - needs
obowiązki - duties, responsibilities
stres - stress
zmiana - change
decyzja - decision
zdrowie - health
choroba - illness

opieka - care
leczenie - treatment
emocje - emotions
zrozumienie - understanding
zgoda - agreement
kłótnia - argument

Simple Sentences Relating to Family Dynamics Discussions
Rodzina jest ważna dla zdrowia.
The family is important for health.
Komunikacja w rodzinie pomaga unikać konfliktów.
Communication in the family helps avoid conflicts.
Dzieci potrzebują wsparcia rodziców.
Children need support from parents.
Choroba w rodzinie powoduje stres.
Illness in the family causes stress.
Opiekunowie mają trudne obowiązki.
Caregivers have difficult duties.
Emocje są ważne w rozmowach rodzinnych.
Emotions are important in family talks.
Zmiana ról w rodzinie jest trudna.
Changing roles in the family is difficult.
Lekarz rozmawia z rodziną o leczeniu.
The doctor talks with the family about treatment.
Potrzebna jest zgoda na ważne decyzje.
Agreement is needed for important decisions.
Rodzeństwo czasem się kłóci.
Siblings sometimes argue.

5 Three-Line Conversations about Family Dynamics Discussions
Kto opiekuje się babcią teraz?
Who is taking care of grandma now?
Mama, ale potrzebuje więcej wsparcia.
Mum is, but she needs more support.
Porozmawiamy o tym z rodzeństwem.
We will talk about this with our siblings.

Czy nastolatek rozumie chorobę taty?
Does the teenager understand dad's illness?
Jest zestresowany i mało rozmawia.
He is stressed and talks little.
Potrzebuje więcej informacji i zrozumienia.
He needs more information and understanding.

Dlaczego jest tyle kłótni?
Why are there so many arguments?
Jest konflikt o decyzje dotyczące leczenia.
There is conflict about treatment decisions.
Potrzebujemy lepszej komunikacji w rodzinie.
We need better communication in the family.

Jaką rolę ma teraz dziadek?
What role does grandpa have now?
Czuje się niepotrzebny po chorobie.
He feels useless after the illness.
Musimy znaleźć dla niego nowe obowiązki.
We need to find new responsibilities for him.

Czy rodzina zgadza się na tę opiekę?
Does the family agree to this care?
Tak, wszyscy partnerzy wyrazili zgodę.
Yes, all partners have given their agreement.
To ważne dla wsparcia pacjenta.
That's important for the patient's support.

5-Sentence Short Story Relating to Family Dynamics Discussions in a Medical Setting

Pani Nowak ma poważną chorobę. Jej lekarz rodzinny prosi o spotkanie z całą rodziną. Rodzina jest zdenerwowana i pełna emocji. Jest konflikt o to, kto będzie głównym opiekunem. Lekarz tłumaczy potrzebne leczenie i pomaga znaleźć wsparcie. Rodzina zaczyna lepszą komunikację i podejmuje decyzję razem.

Translation:

Mrs. Nowak has a serious illness. Her family doctor asks for a meeting with the whole family. The family is nervous and full of emotions. There is conflict about who will be the main caregiver. The doctor explains the necessary treatment and helps find support. The family starts better communication and makes a decision together.

WAIT TIME MANAGEMENT

30 Commonly Used Words:
czas oczekiwania - waiting time
kolejka - queue
termin - appointment date/time
rejestracja - registration
przyjęcie - admission
konsultacja - consultation
badanie - examination/test
zapisy - bookings
wizyta - visit
pilny - urgent
odroczenie - postponement
opóźnienie - delay
planowanie - planning
harmonogram - schedule
dostępność - availability
okno czasowe - time slot
potwierdzenie - confirmation
odwołanie - cancellation
przełożenie - rescheduling
triage - triage
priorytet - priority
limit - limit
wydajność - efficiency
przepływ pacjentów - patient flow
oczekujący - waiting (person/patient)

gabinet - consulting room
rejestratorka - receptionist (female)
lekarz - doctor
pielęgniarka - nurse
pacjent - patient

Simple Sentences:
Proszę sprawdzić czas oczekiwania na wizytę.
Please check the waiting time for the appointment.

Czy jest duża kolejka do lekarza?
Is there a long queue for the doctor?

Termin na badanie jest za dwa tygodnie.
The appointment for the test is in two weeks.

Proszę zgłosić się na rejestrację.
Please report to registration.

Wizyta została odwołana z powodu choroby lekarza.
The appointment was canceled due to the doctor's illness.

Czy to pilna sprawa?
Is this urgent?

Mamy małe opóźnienie.
We have a slight delay.

Planujemy harmonogram na następny tydzień.
We are planning the schedule for next week.

Dostępność terminów jest ograniczona.
The availability of appointments is limited.

Proszę potwierdzić swoją wizytę.
Please confirm your appointment.

5 Short Conversations:

Pacjent: Dzień dobry, czy mogę zapytać o czas oczekiwania do dermatologa?

Rejestratorka: Dzień dobry. Obecnie to około trzech tygodni. Czy chciałby Pan/Pani się zapisać?
Pacjent: Tak, proszę. Mam problem skórny.
Patient: Good morning, may I ask about the waiting time for the dermatologist?
Receptionist: Good morning. It's currently about three weeks. Would you like to book an appointment?
Patient: Yes, please. I have a skin problem.

Lekarz: Przepraszam za opóźnienie. Mieliśmy pilny przypadek.
Pacjent: Rozumiem, nie ma problemu. Dziękuję, że mnie pan/pani przyjął/a.
Lekarz: Proszę bardzo, opowiedz mi o swoich dolegliwościach.
Doctor: Apologies for the delay. We had an urgent case.
Patient: I understand, no problem. Thank you for seeing me.
Doctor: You're welcome, tell me about your symptoms.

Rejestratorka: Dzień dobry, dzwonię w sprawie Pani wizyty u kardiologa jutro. Niestety, musimy ją przełożyć.
Pacjent: Ojej, dlaczego? Czy jest inny termin?
Rejestratorka: Tak, najbliższy wolny termin jest w przyszły wtorek o 10:00.
Receptionist: Good morning, I'm calling about your cardiologist appointment tomorrow. Unfortunately, we need to reschedule it.
Patient: Oh dear, why? Is there another time available?
Receptionist: Yes, the next available appointment is next Tuesday at 10:00 AM.

Pielęgniarka: Proszę usiąść w poczekalni. Lekarz przyjmie pana/pania wkrótce.
Pacjent: Dziękuję. Czy długo jeszcze będę czekać?
Pielęgniarka: Szacujemy około 20 minut. Proszę być cierpliwym/cierpliwą.
Nurse: Please take a seat in the waiting room. The doctor will see you shortly.
Patient: Thank you. Will I have to wait much longer?

Nurse: We estimate about 20 minutes. Please be patient.

Kierownik: Musimy poprawić przepływ pacjentów w poradni. Kolejki są zbyt długie.
Pracownik: Tak, wydajność spada. Może wprowadzić więcej okien czasowych na proste konsultacje?
Kierownik: Dobry pomysł. Przeanalizujmy harmonogram.
Manager: We need to improve patient flow in the clinic. The queues are too long.
Staff member: Yes, efficiency is dropping. Perhaps introduce more time slots for simple consultations?
Manager: Good idea. Let's analyze the schedule.

Short Story:

W przychodni była długa kolejka. Pacjenci czekali na rejestrację. Pani Maria miała termin na badanie krwi. Spojrzała na zegarek. Było spore opóźnienie. Rejestratorka wyjaśniła: "Przepraszamy, rano był pilny przypadek. To wpłynęło na cały harmonogram." Pani Maria była cierpliwa. Rozumiała, że czasem priorytetem są pilne sytuacje. W końcu pielęgniarka zawołała ją na badanie.

Translation:

At the clinic, there was a long queue. Patients were waiting for registration. Mrs. Maria had an appointment for a blood test. She looked at her watch. There was a significant delay. The receptionist explained: "We apologize, there was an urgent case this morning. It affected the entire schedule." Mrs. Maria was patient. She understood that sometimes urgent situations are the priority. Finally, the nurse called her in for the test.

SERVICE RECOVERY PHRASES

30 Commonly Used Service Recovery Phrases:
Przepraszam - I apologize
Bardzo przepraszam - I'm very sorry
Dziękuję za cierpliwość - Thank you for your patience
Rozumiem Pana/Pani frustrację - I understand your frustration (Mr./Mrs.)
Słucham - I'm listening
Doceniam Pana/Pani zrozumienie - I appreciate your understanding (Mr./Mrs.)
Co mogę zrobić? - What can I do?
Jak mogę pomóc? - How can I help?
Natychmiast to naprawię - I will fix this immediately
Sprawdzę to - I will check on this
Wyjaśnię, co się stało - I will explain what happened
Poproszę przełożonego - I will get my supervisor
Dobrze Pana/Panią poinformować - It's good to inform you (Mr./Mrs.)
To nasza pomyłka - This is our mistake
Zaoferuję rozwiązanie - I will offer a solution
Proszę o chwilę cierpliwości - Please have a moment of patience
Czy jest coś jeszcze? - Is there anything else?
Zależy nam na Pana/Pani zadowoleniu - Your satisfaction is important to us (Mr./Mrs.)
Postaram się pomóc - I will try to help
Zgłaszam to do działu... - I am reporting this to the... department
Poprawimy to - We will correct this

Proszę przyjąć przeprosiny - Please accept my apologies
Czy to rozwiązanie jest dla Pana/Pani odpowiednie? - Is this solution suitable for you? (Mr./Mrs.)
To niedopuszczalne - This is unacceptable
Dziękuję za zgłoszenie - Thank you for reporting this
Upewnię się, że to się nie powtórzy - I will make sure this doesn't happen again
Działamy, aby to naprawić - We are working to fix this
Proszę się nie martwić - Please don't worry
Czy mogę coś jeszcze dla Pana/Pani zrobić? - Can I do anything else for you? (Mr./Mrs.)
Doceniam Pana/Panią spokój - I appreciate your calmness (Mr./Mrs.)

Simple Sentences:
Bardzo przepraszam za opóźnienie.
I am very sorry for the delay.
Dziękuję za cierpliwość podczas czekania.
Thank you for your patience while waiting.
Rozumiem, że to frustrujące.
I understand that this is frustrating.
Natychmiast znajdę rozwiązanie.
I will find a solution immediately.
Sprawdzę dostępny termin.
I will check the available appointment.
Poproszę pielęgniarkę.
I will get the nurse.
Wyjaśnię sytuację.
I will explain the situation.
To nasza pomyłka, przepraszam.
This is our mistake, I apologize.
Proszę przyjąć nasze przeprosiny.
Please accept our apologies.
Dziękuję za zgłoszenie problemu.
Thank you for reporting the problem.
Upewnię się, że to się nie powtórzy.

I will make sure this doesn't happen again.
Czy to rozwiązanie jest dobre?
Is this solution good?
Doceniam Pana zrozumienie.
I appreciate your understanding, Sir. (Mr.)
Zależy nam na Pani komforcie.
Your comfort is important to us, Madam. (Mrs.)
Czy mogę coś jeszcze zrobić?
Can I do anything else?

5 Conversations:

Pacjent: Czekam już godzinę na wizytę! To niedopuszczalne!
Recepcjonistka: Bardzo przepraszam za długie oczekiwanie. Natychmiast sprawdzę, co się stało. Dziękuję za cierpliwość.
Patient: I've been waiting for an hour for my appointment! This is unacceptable!
Receptionist: I am very sorry for the long wait. I will immediately check what happened. Thank you for your patience.

Pacjent: Otrzymałem zbyt wysoki rachunek.
Pracownik administracji: Przepraszam za pomyłkę. Sprawdzę to i poprawimy rachunek. Czy mogę jeszcze w czymś pomóc?
Patient: I received a bill that is too high.
Administrative staff: I apologize for the mistake. I will check this and we will correct the bill. Can I help with anything else?

Pielęgniarka: Przepraszam, ale zabrakło tego leku na oddziale. Zamówimy go natychmiast.
Pacjent: Rozumiem, ale potrzebuję go szybko.
Pielęgniarka: Dziękuję za zrozumienie. Postaram się, aby był jak najszybciej.
Nurse: I apologize, but this medication is out of stock on the ward. We will order it immediately.
Patient: I understand, but I need it quickly.
Nurse: Thank you for your understanding. I will try to get it as

soon as possible.

Lekarz: Bardzo przepraszam za zamieszanie z wynikami badań. Wyjaśnię teraz wszystko dokładnie.
Pacjent: Dziękuję, proszę o wyjaśnienie.
Lekarz: Oczywiście. Słucham Pana pytań.
Doctor: I am very sorry for the confusion with your test results. I will explain everything clearly now.
Patient: Thank you, please explain.
Doctor: Of course. I am listening to your questions.

Pacjentka: Jestem niezadowolona z obsługi.
Kierownik: Rozumiem Pani frustrację. Co mogę zrobić, aby to naprawić? Zależy nam na Pani zadowoleniu.
Patient: I am dissatisfied with the service.
Manager: I understand your frustration. What can I do to fix this? Your satisfaction is important to us.

Short Story:

Pacjent przyszedł po receptę. Pielęgniarka podała złą dawkę leku. Pacjent zauważył błąd. Pielęgniarka powiedziała: "Bardzo przepraszam za pomyłkę! To moja wina. Natychmiast poprawię receptę." Poprawiła dawkę. Lekarz też przeprosił: "Przepraszamy za ten błąd. Dziękujemy za zgłoszenie. Upewnimy się, że to się nie powtórzy." Pacjent przyjął przeprosiny. "Dziękuję za szybką poprawkę," powiedział pacjent.
The patient came for a prescription. The nurse wrote down the wrong medication dose. The patient noticed the mistake. The nurse said: "I am very sorry for the mistake! It's my fault. I will correct the prescription immediately." She corrected the dose. The doctor also apologized: "We apologize for this error. Thank you for reporting it. We will make sure this doesn't happen again." The patient accepted the apologies. "Thank you for the quick fix," said the patient.

CLOSING PATIENT ENCOUNTERS

Słownictwo (Vocabulary)
wizyta - visit
koniec - end
podsumowanie - summary
zalecenia - recommendations
leczenie - treatment
recepta - prescription
skierowanie - referral
badanie - test/examination
wynik - result
kontrola - follow-up
wizyta kontrolna - follow-up appointment
telefon - telephone
objawy - symptoms
ból - pain
gorączka - fever
duszność - shortness of breath
pogorszenie - worsening
poprawa - improvement
leczenie domowe - home treatment
odpoczynek - rest
płyny - fluids
lekarstwo - medicine
dawkowanie - dosage
godzina - hour
posiłek - meal

efekt uboczny - side effect
pytania - questions
wątpliwości - doubts
plan - plan
pilne - urgent

Proste zdania (Simple Sentences)
To koniec naszej dzisiejszej wizyty.
This is the end of our visit today.
Podsumujmy najważniejsze zalecenia.
Let's summarize the key recommendations.
Oto Pana/Pani recepta.
Here is your prescription.
Proszę przyjść na kontrolę za dwa tygodnie.
Please come for a follow-up in two weeks.
Jeśli objawy się pogorszą, proszę zadzwonić.
If symptoms worsen, please call.
Proszę dużo odpoczywać i pić płyny.
Please rest a lot and drink fluids.
Zażywaj Pan/Pani lekarstwo po posiłku.
Take the medicine after a meal.
Czy ma Pan/Pani jeszcze jakieś pytania?
Do you have any further questions?
Proszę umówić następną wizytę u rejestracji.
Please schedule the next appointment at reception.
Planujemy dalsze badania krwi.
We are planning further blood tests.

Krótkie dialogi (Short Dialogies)

Lekarz: Dobrze, to byłoby na tyle na dzisiaj. Proszę przyjść na kontrolę za miesiąc.
Pacjent: Dobrze, dziękuję bardzo. Do zobaczenia.
Lekarz: Proszę dzwonić, jeśli coś się zmieni.
(Doctor: Well, that would be all for today. Please come for a follow-up in a month.
Patient: Okay, thank you very much. Goodbye.

Doctor: Please call if anything changes.)

Lekarz: Oto skierowanie na badanie USG i recepta. Proszę zażywać lek raz dziennie.
Pacjent: Rozumiem. Czy po badaniu muszę umówić kolejną wizytę?
Lekarz: Tak, proszę umówić się z wynikami.
(Doctor: Here is the referral for the ultrasound and the prescription. Please take the medicine once a day.
Patient: I understand. Do I need to schedule another appointment after the test?
Doctor: Yes, please schedule one with the results.)

Pielęgniarka: Proszę pamiętać o odpoczynku i piciu dużej ilości płynów. To bardzo ważne.
Pacjent: Tak, postaram się. Kiedy powinna nastąpić poprawa?
Pielęgniarka: Jeśli po trzech dniach gorączka nie spadnie, proszę zadzwonić.
(Nurse: Please remember to rest and drink plenty of fluids. It's very important.
Patient: Yes, I will try. When should improvement occur?
Nurse: If the fever doesn't go down after three days, please call.)

Lekarz: Czy wszystko jest jasne? Ma Pan/Pani jeszcze wątpliwości?
Pacjent: Chyba nie, dziękuję. Tylko... czy ten lek może powodować senność?
Lekarz: Tak, senność to możliwy efekt uboczny. Proszę nie prowadzić samochodu po zażyciu.
(Doctor: Is everything clear? Do you have any further doubts?
Patient: I think not, thank you. Just... can this medicine cause drowsiness?
Doctor: Yes, drowsiness is a possible side effect. Please do not drive after taking it.)

Lekarz: Plan jest taki: kontynuujemy leczenie, proszę obserwować objawy. Wizyta kontrolna za tydzień.

Pacjent: Dobrze. Czy mogę iść już do domu?
Lekarz: Tak, oczywiście. Proszę się czuć lepiej. Żegnam.
(Doctor: The plan is this: we continue the treatment, please observe the symptoms. Follow-up appointment in a week.
Patient: Okay. Can I go home now?
Doctor: Yes, of course. Please get well soon. Goodbye.)

Krótka historyjka (Short Story)
Wizyta u lekarza rodzinnego dobiega końca. Lekarz podsumowuje: "Proszę dużo odpoczywać, pić wodę i brać lekarstwo trzy razy dziennie po posiłku." Podaje pacjentce receptę. "Proszę przyjść na kontrolę, jeśli gorączka nie minie za dwa dni," dodaje. Pacjentka pyta: "Czy mogę iść do pracy jutro?" Lekarz odpowiada: "Nie, proszę zostać w domu." "Dziękuję, do widzenia," mówi pacjentka i wychodzi umówić kolejną wizytę u rejestracji.
(The visit with the family doctor is coming to an end. The doctor summarizes: "Please rest a lot, drink water, and take the medicine three times a day after meals." He hands the prescription to the patient. "Please come for a follow-up if the fever doesn't go away in two days," he adds. The patient asks: "Can I go to work tomorrow?" The doctor replies: "No, please stay at home." "Thank you, goodbye," says the patient and leaves to schedule the next appointment at the reception.)

STAFF SHIFT HANDOFFS

30 Commonly Used Words:
zmiana - shift
przekazanie - handoff
dyżur - duty
pielęgniarka - nurse
lekarz - doctor
pacjent - patient
stan - condition
raport - report
karta pacjenta - patient chart
leki - medications
dawkowanie - dosage
zlecenia - orders
monitorowanie - monitoring
pilne - urgent
stabilny - stable
niepokojący - concerning
przyjęcia - admissions
wypisy - discharges
zgon - death
zabiegi - procedures
wyniki badań - test results
objawy - symptoms
alergie - allergies
plan opieki - care plan
uwagi - remarks

odpowiedzialność - responsibility
podpisać - to sign
potwierdzić - to confirm
pilnować - to watch/monitor closely
kontynuować - to continue

Simple Sentences:
Przekazanie zmiany jest ważne dla bezpieczeństwa pacjenta.
Shift handoff is important for patient safety.

Czy wszystkie karty pacjentów są uzupełnione?
Are all patient charts completed?

Sprawdzamy leki i dawkowanie.
We check medications and dosages.

Pacjent w sali 305 ma pilne zlecenie.
The patient in room 305 has an urgent order.

Stan pana Nowaka jest stabilny.
Mr. Nowak's condition is stable.

5 Conversations:

Pielęgniarka Marta: Witaj, Ania. Gotowa na przekazanie?
Pielęgniarka Ania: Tak, proszę. Zacznijmy od pacjentów na monitorowaniu.
Pielęgniarka Marta: Pacjent Kowalski w 402, ciągłe EKG, tętno stabilne, ciśnienie w normie.
Nurse Marta: Hello, Ania. Ready for handoff?
Nurse Ania: Yes, please. Let's start with the monitored patients.
Nurse Marta: Patient Kowalski in 402, continuous ECG, pulse stable, blood pressure normal.

Lekarz Marek: Kto przejmuje pacjentów po mnie?
Lekarz Tomasz: Ja, doktorze. Czy są jakieś pilne sprawy?
Lekarz Marek: Tak, pacjentka w izbie przyjęć z bólem w klatce, czeka na wyniki EKG.
Doctor Marek: Who is taking over my patients?

Doctor Tomasz: I am, Doctor. Are there any urgent matters?
Doctor Marek: Yes, a patient in the ER with chest pain, waiting for ECG results.

Pielęgniarka Ewa: Pacjentka Nowak w 201, po zabiegu, potrzebuje leków przeciwbólowych co 4 godziny.
Pielęgniarka Kasia: Zrozumiałam. Dawkowanie jak w karcie?
Pielęgniarka Ewa: Tak, dokładnie. Pilnować ciśnienia.
Nurse Ewa: Patient Nowak in 201, post-op, needs pain meds every 4 hours.
Nurse Kasia: Understood. Dosage as per the chart?
Nurse Ewa: Yes, exactly. Watch her blood pressure closely.

Pielęgniarz Piotr: W sali 105 pacjent z gorączką 39 stopni. Podano paracetamol godzinę temu.
Pielęgniarz Jan: Sprawdzę za pół godziny. Czy są wyniki badań krwi?
Pielęgniarz Piotr: Jeszcze nie, czekamy na laboratorium.
Nurse Piotr: In room 105, a patient with a fever of 39 degrees. Paracetamol was given an hour ago.
Nurse Jan: I'll check in half an hour. Are the blood test results back?
Nurse Piotr: Not yet, we're waiting for the lab.

Pielęgniarka Ola: Przyjęto nowego pacjenta, sala 108. Alergia na penicylinę.
Pielęgniarka Zosia: Dziękuję. Plan opieki już jest?
Pielęgniarka Ola: Tak, jest w systemie. Lekarz zlecił antybiotyk alternatywny.
Nurse Ola: A new patient was admitted, room 108. Allergy to penicillin.
Nurse Zosia: Thank you. Is the care plan already there?
Nurse Ola: Yes, it's in the system. The doctor ordered an alternative antibiotic.

Short Story:

Pielęgniarka Anna kończy nocną zmianę. Pielęgniarka Bartek

przychodzi na raną zmianę. Anna przygotowuje raport. Opisuje stan wszystkich pacjentów. Mówi o pacjencie w sali 3: "Pan Jan ma cukrzycę. Rano potrzebuje pomiaru cukru i insuliny." Wspomina też o nowym przyjęciu z bólem brzucha. Bartek słucha uważnie i zadaje pytania. Potem oboje podpisują listę przekazania. Anna idzie do domu, a Bartek zaczyna opiekę nad pacjentami.

Nurse Anna is finishing the night shift. Nurse Bartek arrives for the early shift. Anna prepares the report. She describes the condition of all patients. She says about the patient in room 3: "Mr. Jan has diabetes. He needs a blood sugar measurement and insulin in the morning." She also mentions a new admission with abdominal pain. Bartek listens carefully and asks questions. Then they both sign the handoff sheet. Anna goes home, and Bartek begins caring for the patients.

NAVIGATING FAMILY CONFLICTS

30 słów:
konflikt - conflict
rodzina - family
kłótnia - argument
spór - dispute
emocje - emotions
gniew - anger
smutek - sadness
frustracja - frustration
zrozumienie - understanding
słuchanie - listening
komunikacja - communication
rozmowa - conversation
dialog - dialogue
krzyk - shouting
obraza - offense
przeprosiny - apology
wybaczenie - forgiveness
kompromis - compromise
porozumienie - agreement
szacunek - respect
granice - boundaries
potrzeby - needs
obawy - fears
perspektywa - perspective
mediacja - mediation

wsparcie - support
bliskość - closeness
zaufanie - trust
leczenie - treatment
decyzja - decision

Proste zdania:
To trudna sytuacja dla całej rodziny.
This is a difficult situation for the whole family.

Proszę mówić spokojniej.
Please speak more quietly.

Słucham, co Pan/i ma do powiedzenia.
I am listening to what you have to say.

Czy możemy znaleźć rozwiązanie?
Can we find a solution?

Potrzebujemy porozmawiać o obawach.
We need to talk about the concerns.

Szacunek jest bardzo ważny.
Respect is very important.

Czy jest Pan/i gotowy/a na kompromis?
Are you ready for a compromise?

Rozumiem Pana/i frustrację.
I understand your frustration.

Proszę nie przerywać.
Please do not interrupt.

Czy możemy zacząć od początku?
Can we start from the beginning?

Krótkie dialogi:

Dialog 1:
C: Jestem bardzo zdenerwowany zachowaniem brata.

D: Rozumiem. Może spróbujesz spokojnie z nim porozmawiać o swoich uczuciach?
C: I am very upset by my brother's behavior.
D: I understand. Maybe you could try talking calmly with him about your feelings?

Dialog 2:
M: Mama nigdy mnie nie słucha!
L: To musi być trudne. Jakie są jej obawy? Może spróbujesz je najpierw zrozumieć?
M: Mom never listens to me!
L: That must be hard. What are her concerns? Maybe you could try understanding them first?

Dialog 3:
O: Nie zgadzam się z decyzją siostry dotyczącą taty.
P: Rozumiem różnicę zdań. Czy jest jakaś część, co do której moglibyście się zgodzić?
O: I disagree with my sister's decision about Dad.
P: I understand the difference of opinion. Is there any part you could both agree on?

Dialog 4:
A: Ciągle się kłócimy o pieniądze.
B: To częsty problem. Może ustalicie jasne granice i budżet?
A: We keep arguing about money.
B: That's a common problem. Maybe you could set clear boundaries and a budget?

Dialog 5:
E: Czuję się bardzo samotna w tej rodzinnej sprawie.
F: To ważne, żebyś miała wsparcie. Czy jest ktoś, z kim możesz porozmawiać?
E: I feel very alone in this family matter.
F: It's important that you have support. Is there someone you can talk to?

Krótka historia:

Pani Nowak jest w szpitalu. Ma poważną chorobę, nowotwór. Jej dzieci, Anna i Piotr, często się kłócą. Anna chce więcej chemioterapii dla mamy. Piotr uważa, że chemioterapia jest zbyt ciężka. Pielęgniarka słyszy krzyk. Prosi lekarza prowadzącego o pomoc. Lekarz zaprasza Annę i Piotra na rozmowę. Pyta: "Jakie są główne obawy każdego z was?". Anna mówi o nadziei. Piotr mówi o cierpieniu. Lekarz słucha spokojnie. Proponuje spotkanie z psychoonkologiem. Psychoonkolog pomaga rodzinie lepiej się komunikować. Razem z lekarzem omawiają wszystkie opcje leczenia. Rodzeństwo zaczyna rozumieć swoje perspektywy. Decydują się słuchać więcej lekarza i mamy. Konflikt powoli się zmniejsza. Rodzina znajduje lepszy sposób na wsparcie Pani Nowak.

English Translation:
Mrs. Nowak is in the hospital. She has a serious illness, cancer. Her children, Anna and Piotr, often argue. Anna wants more chemotherapy for her mother. Piotr thinks chemotherapy is too hard. The nurse hears shouting. She asks the attending physician for help. The doctor invites Anna and Piotr for a talk. He asks: "What are the main concerns for each of you?". Anna talks about hope. Piotr talks about suffering. The doctor listens calmly. He suggests a meeting with a psycho-oncologist. The psycho-oncologist helps the family communicate better. Together with the doctor, they discuss all treatment options. The siblings begin to understand each other's perspectives. They decide to listen more to the doctor and their mother. The conflict slowly lessens. The family finds a better way to support Mrs. Nowak.

SELF-CARE & BURNOUT PREVENTION

Słownictwo (Vocabulary):
wypalenie zawodowe - burnout
samoopieka - self-care
stres - stress
odpoczynek - rest
sen - sleep
równowaga - balance
zmęczenie - fatigue
zdrowie psychiczne - mental health
relaks - relaxation
techniki oddechowe - breathing techniques
medytacja - meditation
mindfulness - mindfulness
przerwa - break
granice - boundaries
delegowanie - delegation
wsparcie społeczne - social support
konsultacja - consultation
terapia - therapy
superwizja - supervision
czas wolny - free time
hobby - hobby
aktywność fizyczna - physical activity
zdrowe odżywianie - healthy eating

pozytywne myślenie - positive thinking
rozpoznawanie sygnałów - recognizing signals
planowanie - planning
priorytetyzacja - prioritization
asertywność - assertiveness
przyjemność - pleasure
regeneracja - regeneration

Proste zdania (Simple Sentences):
Regularny sen jest ważny dla zdrowia.
Regular sleep is important for health.
Medytacja pomaga zmniejszyć stres.
Meditation helps reduce stress.
Zdrowe jedzenie daje energię.
Healthy food gives energy.
Trzeba robić przerwy w pracy.
You need to take breaks at work.
Aktywność fizyczna poprawia nastrój.
Physical activity improves mood.
Wyznaczanie granic jest konieczne.
Setting boundaries is necessary.
Rozmowa z przyjacielem pomaga.
Talking to a friend helps.
Rozpoznaj wczesne oznaki wypalenia.
Recognize early signs of burnout.
Deleguj zadania, gdy możesz.
Delegate tasks when you can.
Znajdź czas na swoje hobby.
Find time for your hobby.

Krótkie dialogi (Short Dialogues):
Czuję się dziś bardzo przytłoczony.
I feel very overwhelmed today.
Może zróbmy sobie krótką przerwę?
Maybe let's take a short break?
Dobry pomysł, potrzebuję odetchnąć.

Good idea, I need to breathe.

Mam trudności ze snem ostatnio.
I've been having trouble sleeping lately.
Spróbuj technik relaksacyjnych przed snem.
Try relaxation techniques before bed.
Dzięki, wypróbuję dzisiaj wieczorem.
Thanks, I'll try that tonight.

Czy umówiłeś się już na superwizję?
Have you booked your supervision session yet?
Tak, na jutro. Muszę o tym porozmawiać.
Yes, for tomorrow. I need to talk about it.
To ważne, żeby dbać o siebie.
It's important to take care of yourself.

Często zapominam o lunchu.
I often forget lunch.
Trzeba pamiętać o zdrowym odżywianiu.
You need to remember healthy eating.
Masz rację, włożę kanapki do torby.
You're right, I'll pack sandwiches.

Czuję się winny, biorąc wolne.
I feel guilty taking time off.
Urlop jest dla regeneracji, to konieczne.
Vacation is for recovery, it's necessary.
Wiem, muszę zmienić myślenie.
I know, I need to change my thinking.

Krótka historia (Short Story):
Pielęgniarka Anna była bardzo zmęczona po długim dyżurze. Jej koleżanka zauważyła, że Anna jest blada i zestresowana. "Anna, zrób teraz przerwę, zjedz coś", powiedziała. Anna poszła do pokoju socjalnego, zjadła owoc i wypiła wodę. Wykonała kilka głębokich oddechów. Później porozmawiała krótko z psychologiem szpitalnym. Następnego dnia poczuła się lepiej i mogła dalej opiekować się pacjentami.

Nurse Anna was very tired after a long shift. Her colleague noticed that Anna was pale and stressed. "Anna, take a break now, eat something," she said. Anna went to the staff room, ate a fruit, and drank water. She took a few deep breaths. Later, she had a brief talk with the hospital psychologist. The next day, she felt better and could continue caring for patients.

FORENSIC MEDICINE TERMS

30 Forensic Medicine Terms in Polish-English
autopsja - autopsy
sekcja zwłok - autopsy
zwłoki - corpse, dead body
śmierć - death
przyczyna śmierci - cause of death
sposób śmierci - manner of death
rana - wound
uraz - injury
trucizna - poison
toksykologia - toxicology
toksykolog - toxicologist
szkieletyzacja - skeletonization
mumifikacja - mummification
wysięk - effusion
krwiak - hematoma
zapaść - collapse
uduszenie - asphyxiation
zadławienie - choking
utonięcie - drowning
porażenie prądem - electrocution
ślad biologiczny - biological trace
DNA - DNA
odcisk palca - fingerprint
obdukcja - post-mortem examination
prokurator - prosecutor

sąd - court
biegły sądowy - court expert
medycyna sądowa - forensic medicine
czas śmierci - time of death
mechanizm śmierci - mechanism of death

Simple Sentences
Lekarz sądowy wykonuje autopsję.
The forensic pathologist performs an autopsy.
Prokurator zleca sekcję zwłok.
The prosecutor orders the autopsy.
Na miejscu zdarzenia znaleziono zwłoki.
A corpse was found at the scene.
Ustalono przyczyna śmierci.
The cause of death was determined.
Toksykolog bada krew.
The toxicologist examines the blood.
Na ciele są widoczne rany kłute.
Stab wounds are visible on the body.
Dochodzi do zapaści krążeniowej.
Cardiovascular collapse occurs.
Ofiara zmarła wskutek utonięcia.
The victim died as a result of drowning.
Znaleziono ważny ślad biologiczny.
An important biological trace was found.
Biegły sądowy zeznaje w sądzie.
The court expert testifies in court.

3-Line Conversations
Czy sekcja zwłok już się zakończyła?
Tak, ustaliliśmy przyczyna śmierci: zatrucie.
Dobrze, potrzebuję pełnego raportu toksykologicznego.
Has the autopsy been completed?
Yes, we determined the cause of death: poisoning.
Good, I need the full toxicology report.

Jak długo zwłoki leżały w lesie?

Na podstawie stopnia rozkładu, szacujemy czas śmierci na około 2 tygodnie temu.
Dziękuję, to istotna informacja dla śledztwa.
How long had the body been lying in the forest?
Based on the degree of decomposition, we estimate the time of death to be about 2 weeks ago.
Thank you, that's crucial information for the investigation.

Czy ten krwiak może pochodzić z uderzenia?
Tak, jego lokalizacja i kształt wskazują na uraz tępym narzędziem.
Zgadzam się, to pasuje do scenariusza zdarzenia.
Could this hematoma come from a blow?
Yes, its location and shape indicate an injury from a blunt instrument.
I agree, that fits the event scenario.

Co pokazała analiza śladu biologicznego?
DNA pasuje do głównego podejrzanego.
To mocny dowód dla prokuratora.
What did the analysis of the biological trace show?
The DNA matches the main suspect.
That's strong evidence for the prosecutor.

Jaki był mechanizm śmierci w tym przypadku?
Doszło do uduszenia wskutek niedrożności dróg oddechowych.
Rozumiem, czyli sposób śmierci to zabójstwo.
What was the mechanism of death in this case?
Asphyxiation occurred due to obstruction of the airways.
I understand, so the manner of death is homicide.

Short Story
Prokurator otrzymał raport o znalezionych zwłokach w mieszkaniu. Lekarz sądowy natychmiast rozpoczął obdukcję. Na ciele zauważono liczne rany i duży krwiak na głowie. Toksykolog znalazł we krwi śladowe ilości trucizny. Biegły sądowy przedstawi swoje wnioski o przyczynie i sposobie śmierci na

rozprawie w sądzie.
The prosecutor received a report about a corpse found in an apartment. The forensic pathologist immediately began the post-mortem examination. Numerous wounds and a large hematoma on the head were observed on the body. The toxicologist found trace amounts of poison in the blood. The court expert will present his conclusions on the cause and manner of death at the court hearing.

WILDERNESS MEDICINE

30 Wilderness Medicine Terms in Polish with English Translations

apteczka - first aid kit
bandaż - bandage
ból - pain
dehydratacja - dehydration
drgawki - convulsions
duszność - shortness of breath
gorączka - fever
hipotermia - hypothermia
kleszcz - tick
krwawienie - bleeding
krwiak - hematoma
mdłości - nausea
odmrożenie - frostbite
opatrunek - dressing
oparzenie - burn
rana - wound
reanimacja - resuscitation
skręcenie - sprain
stłuczenie - contusion
strach - fear
stres - stress
szyna - splint
temperatura - temperature
transport - transport

tętno - pulse
ugryzienie - bite
ukąszenie - sting
uraz - injury
wstrząs - shock
złamanie - fracture

Simple Sentences Relating to Wilderness Medicine

Potrzebna jest czysta woda do płukania rany.
Clean water is needed to rinse the wound.

Hipotermia jest bardzo niebezpieczna.
Hypothermia is very dangerous.

Zastosuj ucisk na krwawiącą ranę.
Apply pressure to the bleeding wound.

Oparzenie słoneczne może być poważne.
Sunburn can be serious.

Złamana noga wymaga unieruchomienia.
A broken leg requires immobilization.

Kleszcza trzeba usunąć ostrożnie.
A tick must be removed carefully.

5 Three-Line Conversations

Rozmowa 1
Pacjent: Czuję silny ból w kostce po upadku.
Ratownik: Wygląda na skręcenie. Trzeba założyć opatrunek uciskowy.
Pacjent: Czy mogę na tym stać?
Patient: I feel severe pain in my ankle after the fall.
Rescuer: It looks like a sprain. We need to apply a compression bandage.
Patient: Can I stand on it?

Rozmowa 2

Ratownik: Czy jesteś uczulony na jad owadów?
Pacjent: Nie wiem. Ugryzła mnie osa, a gardło mi puchnie.
Ratownik: To może być wstrząs anafilaktyczny! Podaję adrenalinę.
Rescuer: Are you allergic to insect venom?
Patient: I don't know. A wasp stung me, and my throat is swelling.
Rescuer: This could be anaphylactic shock! I'm administering epinephrine.

Rozmowa 3
Pacjent: Jest mi bardzo zimno i trzęsę się.
Ratownik: Masz objawy hipotermii. Owiń się kocem ratunkowym.
Pacjent: Dziękuję, czy jest coś ciepłego do picia?
Patient: I am very cold and shaking.
Rescuer: You have symptoms of hypothermia. Wrap yourself in the emergency blanket.
Patient: Thank you, is there anything warm to drink?

Rozmowa 4
Ratownik: Jak długo byliście na słońcu bez wody?
Pacjent: Cały dzień. Czuję się słabo i mam zawroty głowy.
Ratownik: To może być poważne odwodnienie. Pij małymi łykami.
Rescuer: How long were you in the sun without water?
Patient: All day. I feel weak and dizzy.
Rescuer: This could be severe dehydration. Drink small sips.

Rozmowa 5
Pacjent: Znalazłem kleszcza na nodze. Co robić?
Ratownik: Użyj pęsety, chwyć go blisko skóry i wyciągnij prosto.
Pacjent: Czy muszę iść do lekarza po tym?
Patient: I found a tick on my leg. What to do?
Rescuer: Use tweezers, grasp it close to the skin, and pull straight out.
Patient: Do I need to see a doctor after this?

Short Story

Podczas wspinaczki turysta spadł ze skały. Doznał urazu głowy i złamania nogi. Koledzy wezwali pomoc. Ratownicy zabezpieczyli miejsce zdarzenia. Zbadali pacjenta: sprawdzili przytomność, tętno i oddech. Stwierdzili możliwy wstrząs. Unieruchomili złamaną nogę szyną. Pacjent miał też objawy wczesnej hipotermii, więc okryli go kocem ratunkowym. Następnie przygotowali go do transportu w trudnym terenie. Na miejscu lekarz potwierdził wstrząs i złamanie.
During a hike, a tourist fell from a rock. He suffered a head injury and a broken leg. His friends called for help. Rescuers secured the scene. They examined the patient: they checked consciousness, pulse, and breathing. They suspected possible shock. They immobilized the broken leg with a splint. The patient also had symptoms of early hypothermia, so they covered him with an emergency blanket. Then they prepared him for transport over difficult terrain. At the scene, the doctor confirmed shock and the fracture.

MILITARY & COMBAT MEDICINE

Commonly Used Military & Combat Medicine Vocabulary (Polish - English):

szpital polowy - field hospital
medyk - medic
ransport medyczny - medical transport
medevac - medevac (medical evacuation)
opatrunek - bandage/dressing
staza - tourniquet
rana postrzałowa - gunshot wound
rana odłamkowa - shrapnel wound
wstrząs - shock
krwotok - hemorrhage
złamanie - fracture
opatrywać ranę - to dress a wound
triaż - triage
poszkodowany - casualty/injured person
nosze - stretcher
apteczka pierwszej pomocy - first aid kit
dezynfekcja - disinfection
znieczulenie - anesthesia/anesthetic
szycie rany - suturing a wound
opatrunek uciskowy - pressure dressing
uraz - injury
poparzenie - burn
odma opłucnowa - pneumothorax
reanimacja - resuscitation

środek przeciwbólowy - painkiller/analgesic
antybiotyk - antibiotic
sterylny - sterile
skażenie - contamination
pomoc przedmedyczna - pre-hospital care
ewakuacja rannych - evacuation of the wounded

Simple Sentences:

Medyk zakłada stazę na nogę rannego.
The medic applies a tourniquet to the casualty's leg.

Potrzebujemy noszy do transportu poszkodowanego.
We need a stretcher to transport the casualty.

Pacjent ma ranę postrzałową w klatce piersiowej.
The patient has a gunshot wound to the chest.

W szpitalu polowym przeprowadzono triaż rannych.
Triage of the wounded was conducted at the field hospital.

Należy pilnie wykonać ewakuację medyczną (medevac).
Urgent medical evacuation (medevac) is required.

3-Line Conversations:

Rozmowa 1:
P: "Mamy ranę postrzałową brzucha, silny krwotok!"
D: "Natychmiast załóż stazę i opatrunek uciskowy!"
P: "Tak jest, staza założona, krwawienie zmniejszone."
P: "We have an abdominal gunshot wound, heavy bleeding!"
D: "Apply a tourniquet and pressure dressing immediately!"
P: "Yes sir, tourniquet applied, bleeding reduced."

Rozmowa 2:
L: "Stan pacjenta się pogarsza, podejrzenie wstrząsu."
M: "Podajemy płyny dożylnie i monitorujemy ciśnienie."
L: "Tak, zwiększamy podaż krystaloidów."
L: "Patient's condition is deteriorating, suspected shock."
M: "We are administering IV fluids and monitoring blood

pressure."
L: "Yes, increasing crystalloid infusion."

Rozmowa 3:
M: "Potrzebuję sterylnych gazików i środka do dezynfekcji."
P: "Proszę, apteczka pierwszej pomocy jest otwarta."
M: "Dziękuję, opatruję teraz ranę."
M: "I need sterile gauze and disinfectant."
P: "Here you go, the first aid kit is open."
M: "Thank you, I'm dressing the wound now."

Rozmowa 4:
D: "Ten ranny ma podejrzenie odmy opłucnowej."
M: "Czy mamy zestaw do drenażu opłucnej?"
D: "Tak, przygotuj go natychmiast."
D: "This casualty is suspected of having a pneumothorax."
M: "Do we have a chest decompression kit?"
D: "Yes, prepare it immediately."

Rozmowa 5:
L: "Medevac będzie za 10 minut, czy pacjent jest stabilny do transportu?"
M: "Tak, wstrząs opanowany, rany zabezpieczone."
L: "Dobrze, przygotujcie go na noszach."
L: "Medevac will be here in 10 minutes, is the patient stable for transport?"
M: "Yes, shock is under control, wounds secured."
L: "Good, prepare him on the stretcher."

Short Story:

Żołnierz został trafiony odłamkiem podczas patrolu. Medyk polowy szybko dotarł do niego. Widział dużą ranę na ramieniu z krwotokiem. Natychmiast założył stazę nad raną, aby zatrzymać krew. Następnie nałożył sterylny opatrunek i podał silny środek przeciwbólowy. Kolega medyka wezwał medevac przez radio. Gdy śmigłowiec medyczny wylądował, przenieśli rannego na noszach. Personel w śmigłowcu kontynuował pomoc. W szpitalu polowym chirurg oczyścił ranę i założył szwy. Żołnierz otrzymał antybiotyk, aby zapobiec infekcji. Jego stan był stabilny po operacji.

Translation:

A soldier was hit by shrapnel during a patrol. The field medic reached him quickly. He saw a large wound on the arm with bleeding. He immediately applied a tourniquet above the wound to stop the blood. Then he applied a sterile dressing and gave a strong painkiller. The medic's comrade called for medevac over the radio. When the medical helicopter landed, they carried the casualty on a stretcher. The personnel in the helicopter continued care. At the field hospital, a surgeon cleaned the wound and put in stitches. The soldier received antibiotics to prevent infection. His condition was stable after the operation.

ADDICTION MEDICINE

30 Słowa z Medycyny Uzależnień
alkohol - alcohol
narkotyki - drugs
uzależnienie - addiction
nałóg - habit (often used synonymously with addiction)
odtrucie - detoxification (informal)
detoksykacja - detoxification (formal)
zespół abstynencyjny - withdrawal syndrome
głód - craving
nawrót - relapse
terapia - therapy
leczenie - treatment
pacjent - patient
lekarz - doctor
pielęgniarka - nurse
terapeuta - therapist
grupa wsparcia - support group
psychiatra - psychiatrist
środek odurzający - intoxicant
substancja psychoaktywna - psychoactive substance
tolerancja - tolerance
zespół uzależnienia - addiction syndrome
współuzależnienie - codependency
odwyk - rehabilitation (often for alcohol)
ośrodek leczenia - treatment center
farmakoterapia - pharmacotherapy
metadon - methadone
buprenorfina - buprenorphine
naltrekson - naltrexone

zaprzeczanie - denial
motywacja - motivation

Zdania
Pacjent ma silny głód narkotykowy.
The patient has a strong drug craving.

Zespół abstynencyjny wymaga leczenia.
Withdrawal syndrome requires treatment.

Często występuje zaprzeczanie problemowi.
Denial of the problem often occurs.

Farmakoterapia pomaga zmniejszyć głód.
Pharmacotherapy helps reduce craving.

Nawrót choroby jest możliwy.
A relapse of the disease is possible.

Grupa wsparcia daje siłę.
The support group gives strength.

Lekarz przepisał metadon.
The doctor prescribed methadon.

Motywacja pacjenta jest kluczowa.
The patient's motivation is crucial.

Terapia trwa kilka miesięcy.
Therapy lasts several months.

W ośrodku leczenia jest detoksykacja.
There is detoxification at the treatment center.

Dialogi

Lekarz: Jak się pan czuje po odstawieniu alkoholu?
Pielęgniarka: Pacjent zgłasza niepokój i drżenie rąk.
Lekarz: To typowe objawy zespołu abstynencyjnego. Monitoruj ciśnienie.
Doctor: How do you feel after stopping alcohol?

Nurse: The patient reports anxiety and hand tremors.
Doctor: These are typical symptoms of withdrawal syndrome. Monitor blood pressure.

Terapeuta: Co jest dla pana najtrudniejsze?
Pacjent: Ciągle myślę o narkotykach, to silny głód.
Terapeuta: Rozumiem. Porozmawiajmy o strategiach radzenia sobie.
Therapist: What is the most difficult thing for you?
Patient: I constantly think about drugs, it's a strong craving.
Therapist: I understand. Let's talk about coping strategies.

Pielęgniarka: Panie Kowalski, czas na dawkę buprenorfiny.
Pacjent: Dziękuję. Czuję się teraz spokojniejszy.
Pielęgniarka: Dobrze. Lek pomaga zmniejszyć głód i objawy odstawienia.
Nurse: Mr. Kowalski, time for your buprenorphine dose.
Patient: Thank you. I feel calmer now.
Nurse: Good. The medication helps reduce craving and withdrawal symptoms.

Lekarz: Wyniki badań wątroby są dobre. Możemy kontynuować leczenie naltreksonem.
Pacjent: Czy to znaczy, że nie będę miał ochoty na alkohol?
Lekarz: Naltrekson zmniejsza głód i uczucie przyjemności z alkoholu, pomaga utrzymać abstynencję.
Doctor: The liver test results are good. We can continue naltrexone treatment.
Patient: Does that mean I won't feel like drinking alcohol?
Doctor: Naltrexone reduces craving and the feeling of pleasure from alcohol, it helps maintain abstinence.

Terapeuta: Słyszałem, że był pan na spotkaniu grupy wsparcia. Jak było?
Pacjent: Tak, rozmowa z innymi ludźmi pomaga. Nie czuję się sam.
Terapeuta: To wspaniale! Grupa wsparcia jest ważna dla

zapobiegania nawrotom.
Therapist: I heard you attended the support group meeting. How was it?
Patient: Yes, talking to other people helps. I don't feel alone.
Therapist: That's wonderful! Support group is important for relapse prevention.

Krótka Historia

Pani Maria przyszła do lekarza. Mówi: "Pomóż mi, piję za dużo alkoholu". Lekarz widzi objawy odstawienia: drżenie i niepokój. Mówi: "Potrzebuje pani detoksykacji w szpitalu. To bezpieczne miejsce na odtrucie". Następnego dnia Pani Maria jest w ośrodku leczenia. Pielęgniarka podaje leki, które łagodzą zespół abstynencyjny. Teraz Pani Maria może zacząć terapię uzależnienia.

Mrs. Maria came to the doctor. She says: "Help me, I drink too much alcohol." The doctor sees withdrawal symptoms: tremors and anxiety. He says: "You need detoxification in the hospital. It's a safe place for detox." The next day Mrs. Maria is in the treatment center. The nurse gives medications that ease the withdrawal syndrome. Now Mrs. Maria can start addiction therapy.

RARE GENETIC DISORDERS

Słownictwo (Vocabulary)
Choroba genetyczna - Genetic disorder
Rzadka choroba - Rare disease
Mutacja genetyczna - Genetic mutation
Dziedziczenie - Inheritance
Gen - Gene
DNA - DNA
Choroba metaboliczna - Metabolic disorder
Fenotyp - Phenotype
Genotyp - Genotype
Choroba spichrzeniowa - Storage disease
Diagnoza - Diagnosis
Test genetyczny - Genetic test
Sekwencjonowanie - Sequencing
Poradnictwo genetyczne - Genetic counseling
Choroba neurodegeneracyjna - Neurodegenerative disease
Choroba mitochondrialna - Mitochondrial disease
Choroba lizosomalna - Lysosomal storage disease
Terapia genowa - Gene therapy
Leczenie objawowe - Symptomatic treatment
Lek sierocy - Orphan drug
Badanie przesiewowe - Screening test
Objawy - Symptoms
Prognostyk - Prognosis
Heterozygota - Heterozygote
Homozygota - Homozygote

Choroba autosomalna recesywna - Autosomal recessive disorder
Choroba autosomalna dominująca - Autosomal dominant disorder
Choroba sprzężona z chromosomem X - X-linked disorder
Wrodzony błąd metabolizmu - Inborn error of metabolism
Białko - Protein

Proste Zdania (Simple Sentences)
To jest rzadka choroba genetyczna.
This is a rare genetic disorder.
Mutacja w genie powoduje chorobę.
A mutation in the gene causes the disease.
Dziecko ma problemy rozwojowe.
The child has developmental problems.
Potrzebne są specjalistyczne testy genetyczne.
Specialized genetic tests are needed.
Leczenie jest często objawowe.
Treatment is often symptomatic.
Poradnictwo genetyczne pomaga rodzinie.
Genetic counseling helps the family.
Diagnoza może być trudna.
The diagnosis can be difficult.
Niektóre choroby są dziedziczone recesywnie.
Some diseases are inherited recessively.
Nie ma lekarstwa na tę chorobę.
There is no cure for this disease.
Lekarz szuka przyczyny objawów.
The doctor is looking for the cause of the symptoms.

Krótkie Dialogi (Short Dialogues)

Dialog 1:
Lekarz: Proszę opowiedzieć o historii rodzinnej.
Pacjent: W rodzinie była podobna choroba u brata.
Lekarz: To może wskazywać na dziedziczenie.
Doctor: Please tell me about the family history.
Patient: There was a similar illness in the family, in my brother.

Doctor: That may indicate inheritance.

Dialog 2:
Pielęgniarka: Proponujemy badanie przesiewowe noworodka.
Rodzic: Na co konkretnie będzie badane dziecko?
Pielęgniarka: Sprawdzamy kilka rzadkich chorób metabolicznych.
Nurse: We are offering newborn screening.
Parent: What specifically will my child be tested for?
Nurse: We are checking for several rare metabolic disorders.

Dialog 3:
Lekarz Genetyk: Wynik testu potwierdza mutację w genie CFTR.
Pacjent: Co to oznacza dla moich przyszłych dzieci?
Lekarz Genetyk: Omówimy ryzyko w poradnictwie genetycznym.
Geneticist: The test result confirms a mutation in the CFTR gene.
Patient: What does this mean for my future children?
Geneticist: We will discuss the risk in genetic counseling.

Dialog 4:
Rodzic: Czy istnieje leczenie dla tej choroby?
Lekarz: Dostępna jest terapia enzymatyczna, to lek sierocy.
Rodzic: Dziękuję, to daje nam nadzieję.
Parent: Is there treatment available for this disorder?
Doctor: Enzyme replacement therapy is available; it's an orphan drug.
Parent: Thank you, that gives us hope.

Dialog 5:
Pacjent: Moje objawy są bardzo nietypowe.
Lekarz: Właśnie dlatego podejrzewamy rzadką chorobę genetyczną.
Pacjent: Rozumiem, potrzebuję dalszej diagnostyki.
Patient: My symptoms are very unusual.
Doctor: That's precisely why we suspect a rare genetic disorder.
Patient: I understand, I need further diagnostics.

Krótka Historyjka (Short Story)

Mała Zosia często chorowała. Lekarz pediatra zauważył opóźnienie rozwoju. Skierował Zosię do poradni genetycznej. Tam zrobiono badanie genetyczne. Wynik wykazał rzadką chorobę metaboliczną, fenyloketonurię. Zosia musi teraz stosować specjalną dietę. To pomaga kontrolować chorobę. Rodzice otrzymali poradnictwo genetyczne. Rozumieją teraz dziedziczenie choroby. Zosia ma szansę na dobre życie.

Little Zosia was often ill. The pediatrician noticed developmental delay. He referred Zosia to the genetics clinic. There, a genetic test was done. The result showed a rare metabolic disorder, phenylketonuria (PKU). Zosia now has to follow a special diet. This helps control the disease. The parents received genetic counseling. They now understand the inheritance of the disease. Zosia has a chance for a good life.

TRANSPLANT MEDICINE

30 Transplant Medicine Terms
przeszczep - transplant
dawca - donor
biorca - recipient
narząd - organ
tkanka - tissue
szpik kostny - bone marrow
odrzucenie - rejection
kompatybilność - compatibility
immunosupresja - immunosuppression
alloprzeszczep - allograft
autoprzeszczep - autograft
konserwacja narządu - organ preservation
pobranie narządu - organ procurement
przeszczepienie - transplantation
krioprezerwacja - cryopreservation
kartoteka dawców - donor registry
test krzyżowy - crossmatch
przeciwciała - antibodies
HLA (ludzkie antygeny leukocytarne) - HLA (human leukocyte antigens)
żywy dawca - living donor
zmarły dawca - deceased donor
koordynator transplantacji - transplant coordinator
leczenie immunosupresyjne - immunosuppressive therapy
monitorowanie odrzucenia - rejection monitoring

przeszczep serca - heart transplant
przeszczep nerki - kidney transplant
przeszczep wątroby - liver transplant
przeszczep płuca - lung transplant
przeszczep rogówki - cornea transplant
przeszczep trzustki - pancreas transplant

Simple Sentences
Przeszczep nerki ratuje życie.
A kidney transplant saves lives.

Dawca musi być zdrowy.
The donor must be healthy.

Leki immunosupresyjne zapobiegają odrzuceniu.
Immunosuppressive drugs prevent rejection.

Kompatybilność tkanek jest kluczowa.
Tissue compatibility is crucial.

Biorca czeka na odpowiedni narząd.
The recipient is waiting for a suitable organ.

3-Line Conversations
Czy pacjent jest na liście oczekujących?
Tak, oczekuje na przeszczep serca.
Musimy monitorować jego stan codziennie.

Is the patient on the waiting list?
Yes, he's waiting for a heart transplant.
We need to monitor his condition daily.

Dawca jest zgodny tkankowo?
Test krzyżowy był negatywny.
To doskonała wiadomość dla biorcy.

Is the donor tissue-compatible?
The crossmatch test was negative.
That's excellent news for the recipient.

Kiedy nastąpi pobranie narządu?
Operacja za dwie godziny.
Przygotujmy płyn do konserwacji.

When will the organ procurement happen?
The surgery is in two hours.
Let's prepare the preservation solution.

Jakie leki immunosupresyjne ordynujemy?
Cyklosporynę i mykofenolan.
Uważaj na działania niepożądane.

Which immunosuppressive drugs are we prescribing?
Cyclosporine and mycophenolate.
Watch for side effects.

Czy odrzucenie jest ostre?
Tak, potrzebujemy biopsji nerki.
Zwiększymy dawkę sterydów.

Is the rejection acute?
Yes, we need a kidney biopsy.
We'll increase the steroid dose.

Short Story
Pacjent czekał na przeszczep nerki. Jego dawca był zmarły. Koordynator transplantacji potwierdził zgodność tkanek. Chirurdzy pobrali narząd i przeszczepili go biorcy. Po operacji pacjent dostał leki immunosupresyjne. Monitorujemy funkcję nerki i poziom przeciwciał. Na szczęście nie ma oznak odrzucenia. Pacjent czuje się lepiej i wraca do domu.

The patient was waiting for a kidney transplant. His donor was deceased. The transplant coordinator confirmed tissue compatibility. Surgeons procured the organ and transplanted it to the recipient. After surgery, the patient received immunosuppressive drugs. We monitor kidney function and antibody levels. Fortunately, there are no signs of rejection. The patient feels better and is going home.

DISASTER RESPONSE

30 Commonly Used Disaster Response Words
ratownik - rescuer
pogotowie - ambulance service
szpital polowy - field hospital
apteczka - first aid kit
ewakuacja - evacuation
poszkodowany - victim/injured person
tragedie - disaster
katastrofa - catastrophe
pomoc - aid/help
karetka - ambulance
tlen - oxygen
bandaż - bandage
nosze - stretcher
dezynfekcja - disinfection
dezaktywacja - decontamination
skażenie - contamination
zasypany - buried (under rubble)
oparzenie - burn
złamanie - fracture
wstrząs - shock
krwotok - hemorrhage
reanimacja - resuscitation
tlenoterapia - oxygen therapy
kwarantanna - quarantine
izolacja - isolation
zagrożenie - hazard/threat
akcja ratunkowa - rescue operation
stanowisko dowodzenia - command post

logistyka - logistics
medyk - medic

Simple Sentences
Ratownicy przybyli na miejsce katastrofy.
Rescuers arrived at the disaster site.

Potrzebujemy więcej noszy.
We need more stretchers.

Gdzie jest punkt pomocy medycznej?
Where is the medical aid point?

Poszkodowany ma poważne oparzenia.
The victim has serious burns.

Trzeba natychmiast ewakuować ludzi.
People need to be evacuated immediately.

5 Short Conversations (3 lines each)

Conversation 1:
Ratownik 1: Jest zasypany pod gruzami!
Ratownik 2: Potrzebujemy sprzętu do wydobycia.
Ratownik 1: Wzywam dodatkowe ekipy!
Rescuer 1: Someone is buried under the rubble!
Rescuer 2: We need extraction equipment.
Rescuer 1: Calling in additional teams!

Conversation 2:
Lekarz: Ten pacjent jest w stanie krytycznym.
Pielęgniarka: Przygotowuję tlen i zestaw do reanimacji.
Lekarz: Natychmiast do namiotu intensywnej terapii!
Doctor: This patient is in critical condition.
Nurse: I'm preparing oxygen and the resuscitation kit.
Doctor: Immediately to the intensive care tent!

Conversation 3:
Koordynator: Jaki jest poziom skażenia?
Specjalista: Wysoki, wymagana pełna dezaktywacja.

Koordynator: Ogłaszamy strefę zamkniętą.
Coordinator: What is the contamination level?
Specialist: High, full decontamination required.
Coordinator: Declaring a closed zone.

Conversation 4:
Ratownik: Mamy wielu pacjentów z urazami.
Lekarz: Zakładamy szpital polowy przy kościele.
Ratownik: Logistyka wiezie namioty i apteczki.
Rescuer: We have many patients with injuries.
Doctor: Setting up a field hospital by the church.
Rescuer: Logistics is bringing tents and first aid kits.

Conversation 5:
Pielęgniarka: Pacjentka ma silny krwotok!
Lekarz: Załóż opaskę uciskową powyżej rany.
Pielęgniarka: Tak jest, podaje też płyny dożylne.
Nurse: The patient has severe bleeding!
Doctor: Apply a tourniquet above the wound.
Nurse: Yes, administering IV fluids too.

Short Story
Po trzęsieniu ziemi budynek się zawalił. Ratownicy szybko znaleźli zasypaną rodzinę. Dziecko miało otwarte złamanie nogi i było w szoku. Medycy założyli opatrunek i unieruchomili nogę. Podali dziecku tlen i kroplówkę. Lekarz ocenił stan jako "czerwony" w triage'u. Rodzinę przewieziono karetką do szpitala polowego. Personel medyczny natychmiast rozpoczął leczenie poważnych obrażeń.
After the earthquake, the building collapsed. Rescuers quickly found a buried family. The child had an open leg fracture and was in shock. Medics applied a dressing and immobilized the leg. They gave the child oxygen and an IV drip. The doctor triaged the child as "red". The family was transported by ambulance to the field hospital. The medical staff immediately began treatment for the serious injuries.

MEDICAL LINGUISTICS

Słownictwo / Vocabulary
anamneza - history taking
wywiad - interview (medical history)
diagnoza - diagnosis
objaw - symptom
choroba - disease
leczenie - treatment
terapia - therapy
lekarz - doctor
pielęgniarka - nurse
pacjent - patient
recepta - prescription
skierowanie - referral
badanie - examination/test
wynik - result
prognoza - prognosis
zabieg - procedure
operacja - surgery
szpital - hospital
przychodnia - clinic/health center
gabinet - consulting room
ból - pain
gorączka - fever
stan - condition
nagły przypadek - emergency
zdrowie - health
chorobowość - morbidity
śmiertelność - mortality
objawowość - symptomatology

dysfagia - dysphagia
afazja - aphasia

Proste Zdania / Simple Sentences
Lekarz przeprowadza dokładny wywiad z pacjentem.
The doctor conducts a thorough interview with the patient.
Dobra komunikacja jest kluczowa dla trafnej diagnozy.
Good communication is crucial for an accurate diagnosis.
Pielęgniarka wyjaśnia pacjentowi cel zabiegu.
The nurse explains the purpose of the procedure to the patient.
Pacjent opisuje swoje objawy lekarzowi.
The patient describes their symptoms to the doctor.
Lekarz wypisuje receptę na potrzebne leki.
The doctor writes a prescription for the necessary medication.
Terminologia medyczna może być trudna dla pacjentów.
Medical terminology can be difficult for patients.
Dokumentacja medyczna musi być precyzyjna.
Medical documentation must be precise.
Skierowanie jest potrzebne do specjalisty.
A referral is needed to see a specialist.
Wyniki badań pomagają ustalić leczenie.
Test results help determine the treatment.
Prognoza zależy od wielu czynników.
The prognosis depends on many factors.

Krótkie Dialogi / Short Conversations

Lekarz: Proszę opisać, gdzie dokładnie Pan odczuwa ból.
Pacjent: Ból jest silny w dolnej części pleców, promieniuje czasem do nogi.
Lekarz: Dziękuję, to bardzo ważna informacja.
Doctor: Please describe where exactly you feel the pain.
Patient: The pain is strong in the lower back, sometimes radiating down the leg.
Doctor: Thank you, that is very important information.

Pielęgniarka: Czy rozumie Pani, dlaczego potrzebne jest to

badanie krwi?
Pacjentka: Trochę tak, ale czy mogłaby Pani wyjaśnić jeszcze raz, na co konkretnie?
Pielęgniarka: Oczywiście, sprawdzamy poziom cukru i funkcję nerek.
Nurse: Do you understand why this blood test is needed?
Patient: A little, but could you explain again what exactly it's for?
Nurse: Of course, we are checking your sugar level and kidney function.

Pacjent: Przepraszam, co oznacza słowo "dysfagia" w mojej dokumentacji?
Lekarz: Dysfagia to termin medyczny na trudności z połykaniem.
Pacjent: Aha, rozumiem. Tak, mam z tym problem.
Patient: Excuse me, what does the word "dysphagia" mean in my records?
Doctor: Dysphagia is the medical term for swallowing difficulties.
Patient: Ah, I understand. Yes, I have that problem.

Lekarka: Proszę podpisać tę zgodę na zabieg. Czy wszystko jest jasne?
Pacjent: Tak, pielęgniarka wyjaśniła mi ryzyko i korzyści bardzo dokładnie.
Lekarka: Doskonale. To ważny element naszej komunikacji.
Doctor: Please sign this consent form for the procedure. Is everything clear?
Patient: Yes, the nurse explained the risks and benefits to me very thoroughly.
Doctor: Excellent. That's an important part of our communication.

Pielęgniarka: Jakie leki przyjmuje Pan regularnie? Proszę wymienić nazwy i dawki.
Pacjent: Biorę "CardioX" 5 mg rano i "Tensix" wieczorem, ale nie pamiętam dawki.

Pielęgniarka: Dziękuję, sprawdzimy to w dokumentacji.
Nurse: What medications do you take regularly? Please list the names and doses.
Patient: I take "CardioX" 5 mg in the morning and "Tensix" in the evening, but I don't remember the dose.
Nurse: Thank you, we will check that in your records.

Krótka Historyjka / Short Story

Pani Maria przyszła do przychodni z silnym bólem gardła. Lekarz zapytał o jej objawy i historię chorób. Pani Maria opisała gorączkę i trudności w połykaniu. Lekarz użył terminu "dysfagia", ale widząc jej zdziwienie, szybko wyjaśnił: "To znaczy problemy z przełykaniem". Następnie zbadał gardło Pani Marii. Po badaniu postawił diagnozę: ostre zapalenie gardła. Wypisał receptę na antybiotyk i proste leki przeciwbólowe. Pani Maria podziękowała lekarzowi za jasne wyjaśnienia.

Mrs. Maria came to the clinic with a severe sore throat. The doctor asked about her symptoms and medical history. Mrs. Maria described fever and difficulty swallowing. The doctor used the term "dysphagia," but seeing her confusion, quickly explained: "That means problems with swallowing." Then he examined Mrs. Maria's throat. After the examination, he made a diagnosis: acute pharyngitis. He wrote a prescription for an antibiotic and simple painkillers. Mrs. Maria thanked the doctor for the clear explanations.

www.ingramcontent.com/pod-product-compliance
Lightning Source LLC
Chambersburg PA
CBHW071726200326
41519CB00021BC/6593
9798895492819